COMMENT J'AI MANGÉ MON SAPIN DE NOËL

COMMENT J'AI MANGÉ MON SAPIN DE NOËL

Recettes délicieuses et originales pour cuisiner avec des arbres

JULIA GEORGALLIS

Traduit de l'anglais par Ariane Bataille

ROUERGUE

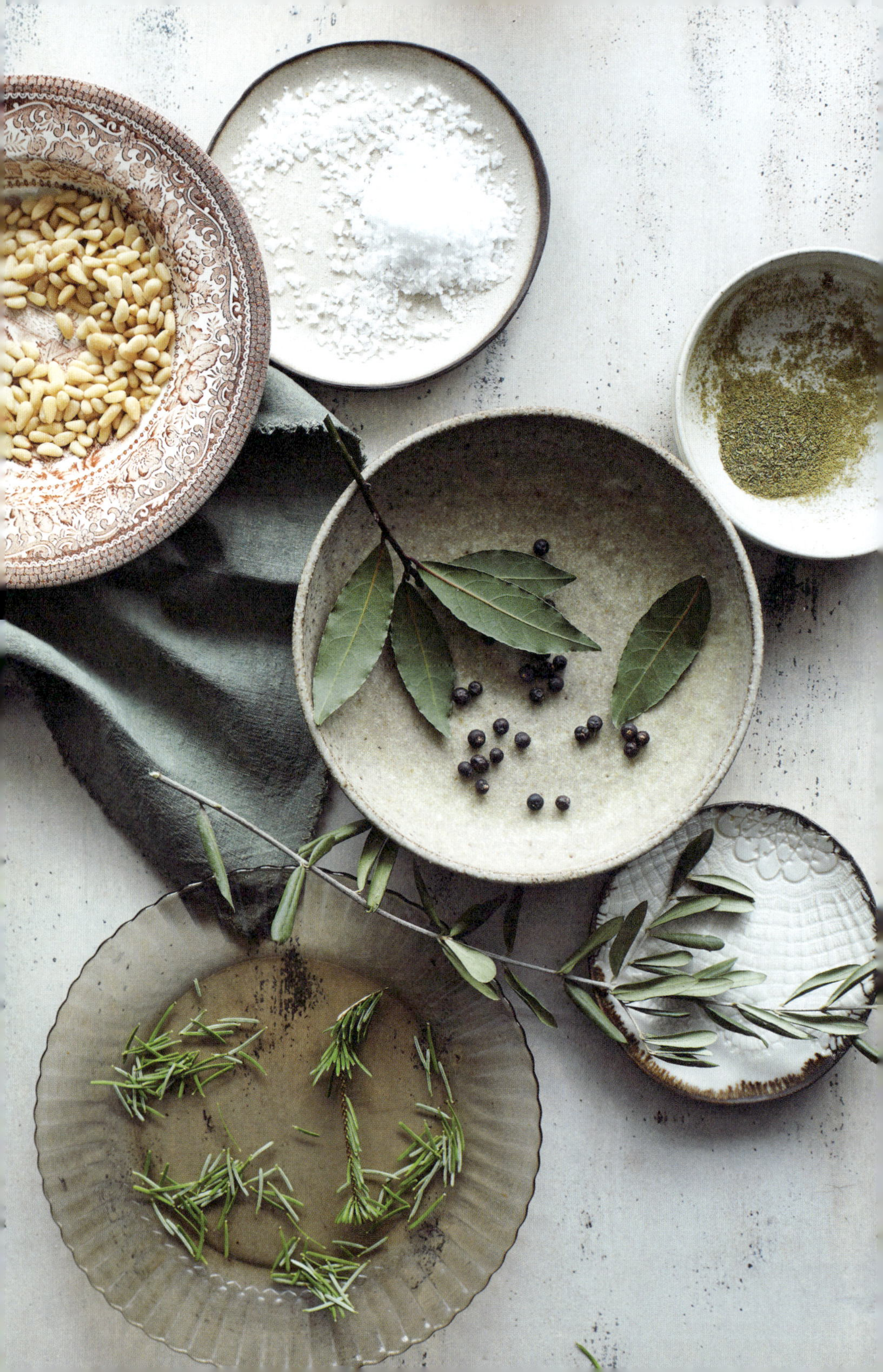

Sommaire

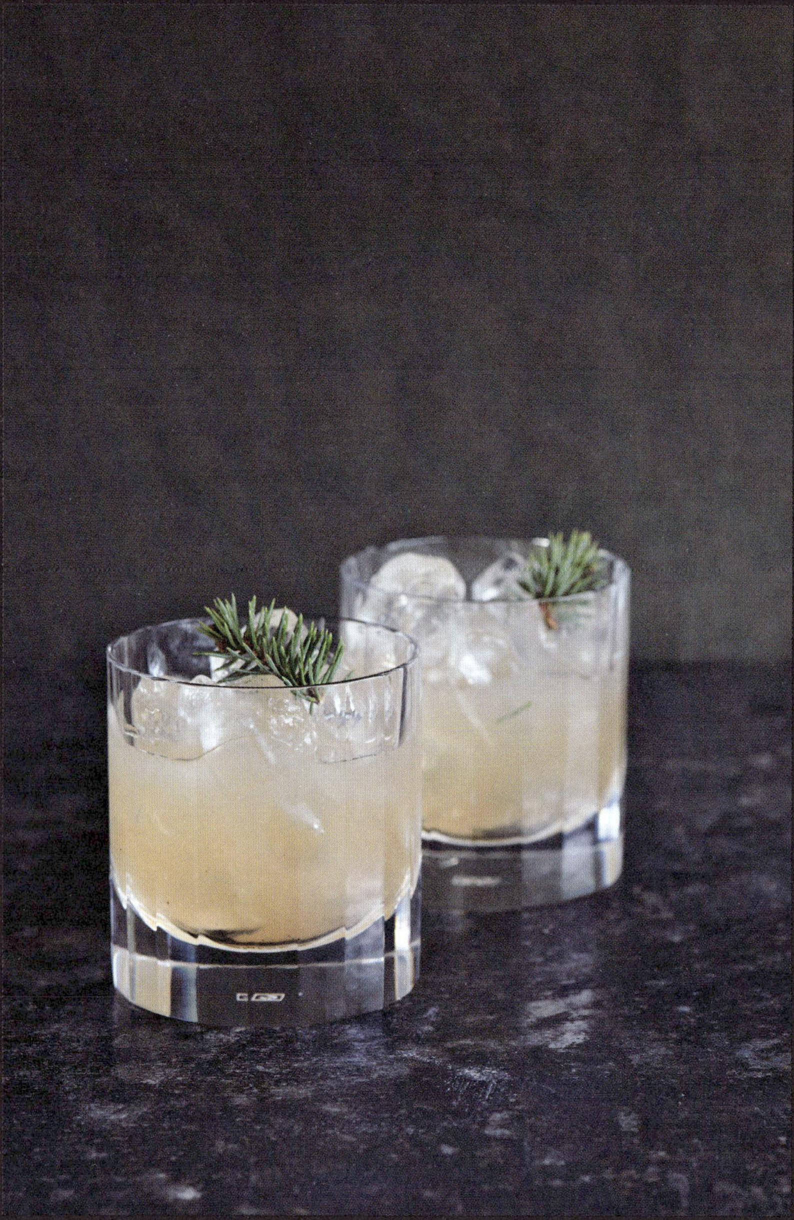

Ne rien gâcher,
Faire durer,
S'en contenter
Ou s'en passer !

American Office of War, 1944

Introduction

Non loin de chez moi, une maison donne l'impression de s'enfoncer dans le sol. En réalité ce sont les plantes de son jardin en façade qui, faute de soins, grandissent un peu plus de mois en mois. Elle a l'air inhabitée – une exception au milieu de tous ces jardins soigneusement manucurés par des femmes d'intérieur soigneusement manucurées. Mais brusquement, incongruité sur la palette rouille et moutarde de cette maison, jaillit le bleu pastel lumineux d'un somptueux arbre – un épicéa bleu – de trois mètres de hauteur : la créature la plus vivante du jardin. Il y a quelques années, par une soirée particulièrement glaciale de novembre, quand la lumière décline beaucoup trop tôt, je me suis installée dans mon fourgon, en face de la bâtisse abandonnée, avec mon amie, la designer Lauren Davies, pour surveiller l'épicéa. Un vrai tandem de cambrioleuses : moi avec un chapeau rouge compromettant, Lauren, enceinte jusqu'aux yeux, dans un blouson en fausse fourrure façon léopard. Lorsque nous avons été certaines que la voie était libre, j'ai remonté le petit sentier et frappé plusieurs fois à la porte. Personne n'a répondu. Avec une pince (je n'avais pas de sécateur), j'ai raccourci quelques branches épineuses de l'arbre, en prenant soin de les couper à une hauteur hors d'atteinte d'un pipi de chien ! Puis nous les avons rapportées à la maison pour les manger.

Au cours des semaines précédant ce chapardage de branches, Lauren et moi avions fait en voiture le tour de Londres et de sa périphérie verdoyante, dans le but de nous procurer d'autres types d'arbres à manger, pour remplir notre mission absurde consistant à trouver des conifères comestibles. Notre plus beau coup de filet a eu lieu dans une ferme forestière du Kent spécialisée en sapins de Noël ; notre requête a tellement surpris le fermier qu'il nous a remis gracieusement des branches de sapin de Douglas et d'épicéa commun. Et il a même dit : « Surtout, n'oubliez pas de m'envoyer des recettes. »

« Comment j'ai mangé mon sapin de Noël... », ainsi baptisé par Lauren et moi, notre *supper club* de mangeurs d'arbres a vu le jour pendant l'hiver 2015. Les arbres font, semble-t-il, partie intégrante de notre arsenal pour stopper nos émissions de carbone, agissant en quelque sorte comme des « aspirateurs de dioxyde de carbone » . En 2017, le maire de Londres, Sadiq Khan, a soutenu un gigantesque projet de plantation d'arbres après la révélation de la qualité médiocre de l'air de la capitale. Plus récemment, la multiplication dramatique des feux de forêt en Amazonie brésilienne, peut-être liés à la nouvelle politique de déforestation plus intensive lancée par le président Jair Bolsonaro, a provoqué un tollé général. Beaucoup pensent que, sans un nombre d'arbres suffisant, il sera impossible de contrôler le climat. Dans ce contexte, notre *supper club* gagne chaque année

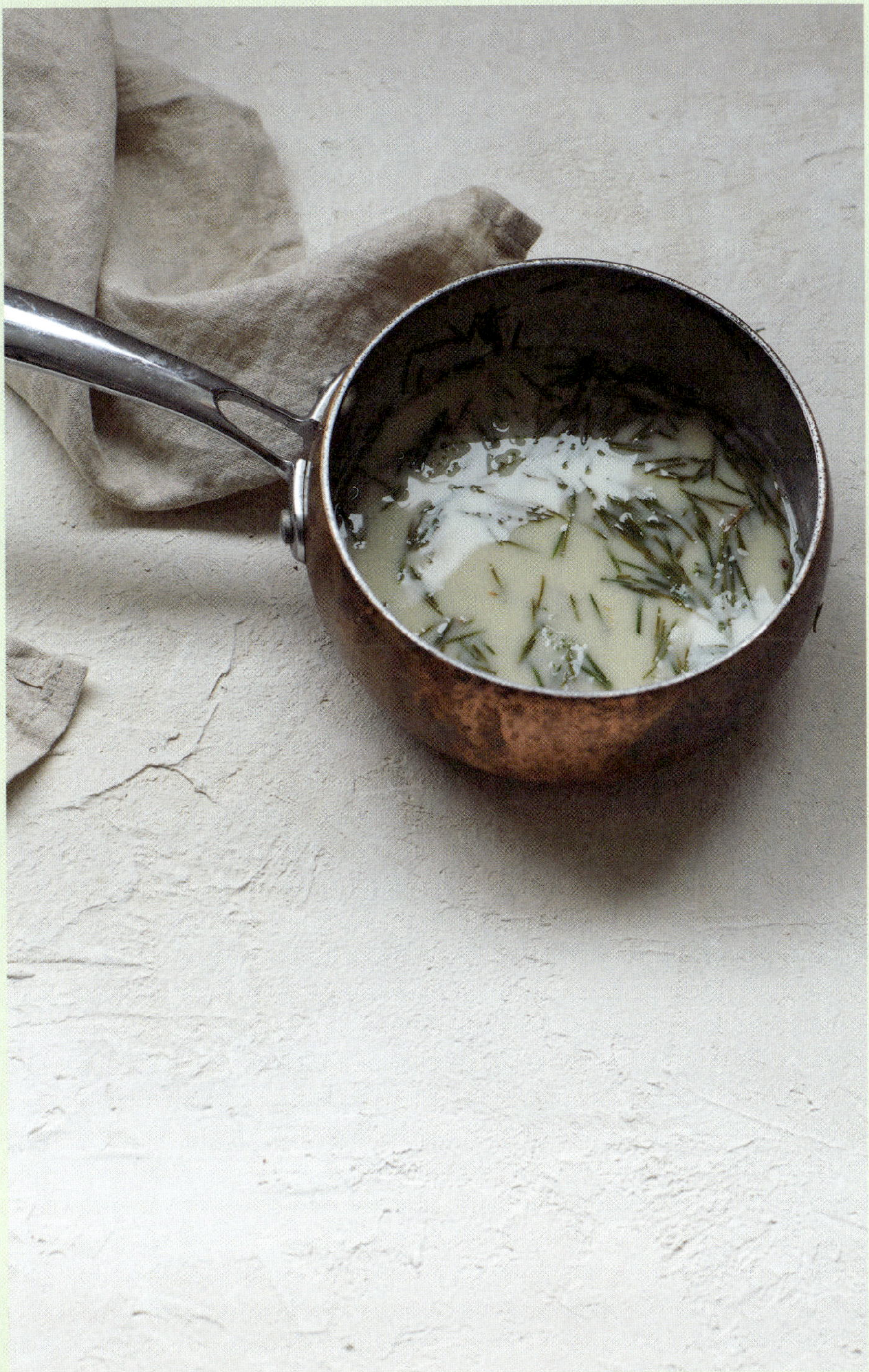

plus d'adhérents au fur et à mesure que les gens comprennent à quel point il est important de prendre soin de l'environnement et de limiter les déchets – surtout pendant la période la plus gaspilleuse (bien que l'une des plus merveilleuses) de l'année. Tout en écrivant ces lignes, je vois les petites branches brunes et dénudées d'un sapin de Noël dépasser d'une poubelle sur le trottoir d'en face.

Voici le monde d'après-Noël. Rien à voir avec celui d'avant-Noël. Tout est morose. On a grossi. On a moins d'argent. On a encore un peu mal à la tête. On doit se repentir de s'être trop amusé. Et pour couronner le tout, commence alors l'élimination massive de millions de petits arbres – voilà que tout ce qui donnait à Noël son allure joyeuse et optimiste jonche maintenant les rues, dénudé, fourré au fond des ruelles, triste et trempé. J'ai la vague impression que ce n'est pas ainsi que Noël devrait se terminer, et même que ce n'est pas ainsi que nous devrions le fêter.

« Voici le monde d'après-Noël. Rien à voir avec celui d'avant-Noël. Tout est morose. On a grossi. On a moins d'argent. On a encore un peu mal à la tête. On doit se repentir de s'être trop amusé. Et pour couronner le tout, commence alors l'élimination massive de millions de petits arbres. »

En décembre, on enrobe tout de sucre, qu'on fait glisser avec des litres d'alcool... On nous encourage à nous gaver pendant ces fêtes ! Je peux comprendre ce besoin d'abondance car, dans cette partie septentrionale du monde, on a toujours ressenti la nécessité de célébrer une chose ou une autre aux alentours de cette période la plus froide, la plus sombre, la plus déprimante de l'année. C'est l'occasion de lâcher prise dans un environnement des plus maussades. Avant le christianisme, nous, habitants du Nord, organisions des orgies pour essayer de faire revenir la lumière sur le monde. Aujourd'hui, nous vénérons une dinde ou un type qui descend dans la cheminée. À l'origine, nos ancêtres faisaient la fête pour remercier la nature. Nous adorions la terre, le soleil, l'eau, le ciel, les arbres en espérant qu'ils nous guideraient jusqu'à l'été. Et tout particulièrement un groupe d'arbres aux feuilles persistantes, les conifères, plus banalement baptisés aujourd'hui sapins de Noël.

Un grand nombre de cultures dans le monde, dont la nôtre, considéraient les conifères comme des emblèmes sacrés d'éternité, de résistance et de force face à l'adversité, surtout au plus profond de l'hiver. Dans la Grèce antique, les pignons de pin symbolisaient la vie éternelle ; ils sont toujours présents lors les enterrements et des rites funéraires. Chacun de leur côté, les Apaches et les druides celtes associaient les pins et les sapins au soleil. Les Apaches intégraient des pignons de pin à leurs cérémonies de lever du soleil, les druides brûlaient des sapins au milieu de l'hiver pour encourager le soleil à montrer son visage. Les Européens de l'Est plaçaient des conifères à leur porte pour empêcher les mauvais esprits et la boue d'entrer dans leur maison. En Chine, en Corée, au Japon, le pin, le prunier et le bambou sont appelés les « trois amis de l'hiver » – tout comme les sapins de Noël de l'Occident, ces plantes résistent au froid, fleurissent en hiver et sont souvent liées à la longévité et la persévérance. Bien que nous associons les sapins de Noël à une fête chrétienne, placer des arbres à l'intérieur des maisons et les décorer est une tradition qui remonte en réalité à des milliers d'années av. J.-C. Les Égyptiens, les Grecs, les Saxons, les Vikings et les Romains ornaient rituellement leurs demeures de branches d'olivier, de sapin, d'épicéa et de pin.

Alors... les sapins de Noël. Gros problème. Nous les aimons depuis longtemps. Sauf qu'aujourd'hui, ils ne sont plus l'objet d'autant d'amour. Devenus des marchandises de Noël, ils sont traités sans plus d'égards que des accessoires, appréciés durant quelques semaines puis vite oubliés le reste de l'année. Essayer de manger son arbre n'est pas seulement un moyen de prolonger la durée de vie déjà brève d'une chose désormais si indécemment jetable, mais aussi une occasion de veiller réellement à conserver aux sapins de Noël la place qu'ils méritent.

Je serai franche avec vous, il faut se donner un peu de mal pour réussir à tirer des conifères un mets délicieux. Lauren et moi avons essayé de mélanger, mixer, écraser, fricasser. Nous avons entassé des aiguilles de pin dans une passoire à thé, ça sentait le pipi. Nous avons concocté un étrange *scotch egg* parfumé à la citronnelle, il nous a rendues malades. Nous avons frit des aiguilles de sapin panées avec des conséquences désastreuses. Mais nous avons fini par y arriver : avec le salage, le fumage, l'infusion, le four, le vinaigre, et aussi des noix, des baies et des aiguilles, nous avons fini par obtenir des plats savoureux. Cette série de recettes s'inspire de tous les pays où poussent les conifères – Scandinavie, Balkans, Europe du Sud, Moyen-Orient, Asie. Pour moi qui suis boulangère et cheffe, le plus important n'est pas de produire des recettes genre gadgets de Noël ou éléments de programme pour la sauvegarde du climat – ce livre existe pour l'amour du goût. En outre, cela n'aurait aucun sens de délivrer des recettes qui relèveraient de l'astrophysique et seraient absolument impossibles à recréer chez soi avec son propre arbre défraîchi. Toutes les recettes de ce livre de cuisine sont conçues pour être non seulement délicieuses mais réalisables à la maison.

Je ne me berce pas d'illusions, cuisiner avec des conifères ne va pas faire regeler les calottes glaciaires ni sauver les tortues.

Mais notre estomac, après tout, est notre deuxième cerveau, et la nourriture nous évoque très souvent des choses auxquelles nous ne penserions pas autrement. Comme l'écrit Anne-Marie Bonneau, cheffe zéro déchet, « Nous n'avons pas besoin d'une poignée de personnes parfaitement écoresponsables – nous avons besoin de millions de personnes imparfaitement écoresponsables ». C'est de cela qu'il est question ici – si vous estimez qu'une chose peut être sauvée ou réutilisée, donnez-lui sa chance !

Pages 24-25, je mets l'accent sur ce qui pourrait se passer si on arrêtait purement et simplement de couper des sapins de Noël – existe-t-il d'autres manières de fêter Noël ? Pourrions-nous, à la place, décorer nos plantes d'intérieur (déjà entendu parler du cactus de Noël) ? Dans le futur, le bambou, plante écologique qui pousse beaucoup plus vite, remplacera-t-il le sapin de Noël? Je vous encourage vivement, avant de jeter quoi que ce soit (et pas seulement les sapins de Noël), à faire preuve de curiosité et d'audace. Pouvez-vous le replanter ? L'utiliser sur la peau, dans votre bain, pour nettoyer la maison ? Le manger au lieu de le flanquer à la poubelle ? Loin de moi l'idée de vous gâcher le plaisir de Noël ou de vous suggérer de passer votre vie à tout utiliser jusqu'à la dernière goutte ou la dernière miette, mais cela rendrait service à l'environnement (et à votre porte-monnaie !) de vous demander pourquoi cette chose se trouve là, d'abord, et comment, ensuite, vous pourriez vous en séparer d'une façon écologique et amusante.

Il ne me reste plus qu'à espérer que ces recettes vous procureront autant de plaisir à les expérimenter que j'en prends à les servir depuis plusieurs hivers.

Amusez-vous bien,

JULIA GEORGALLIS

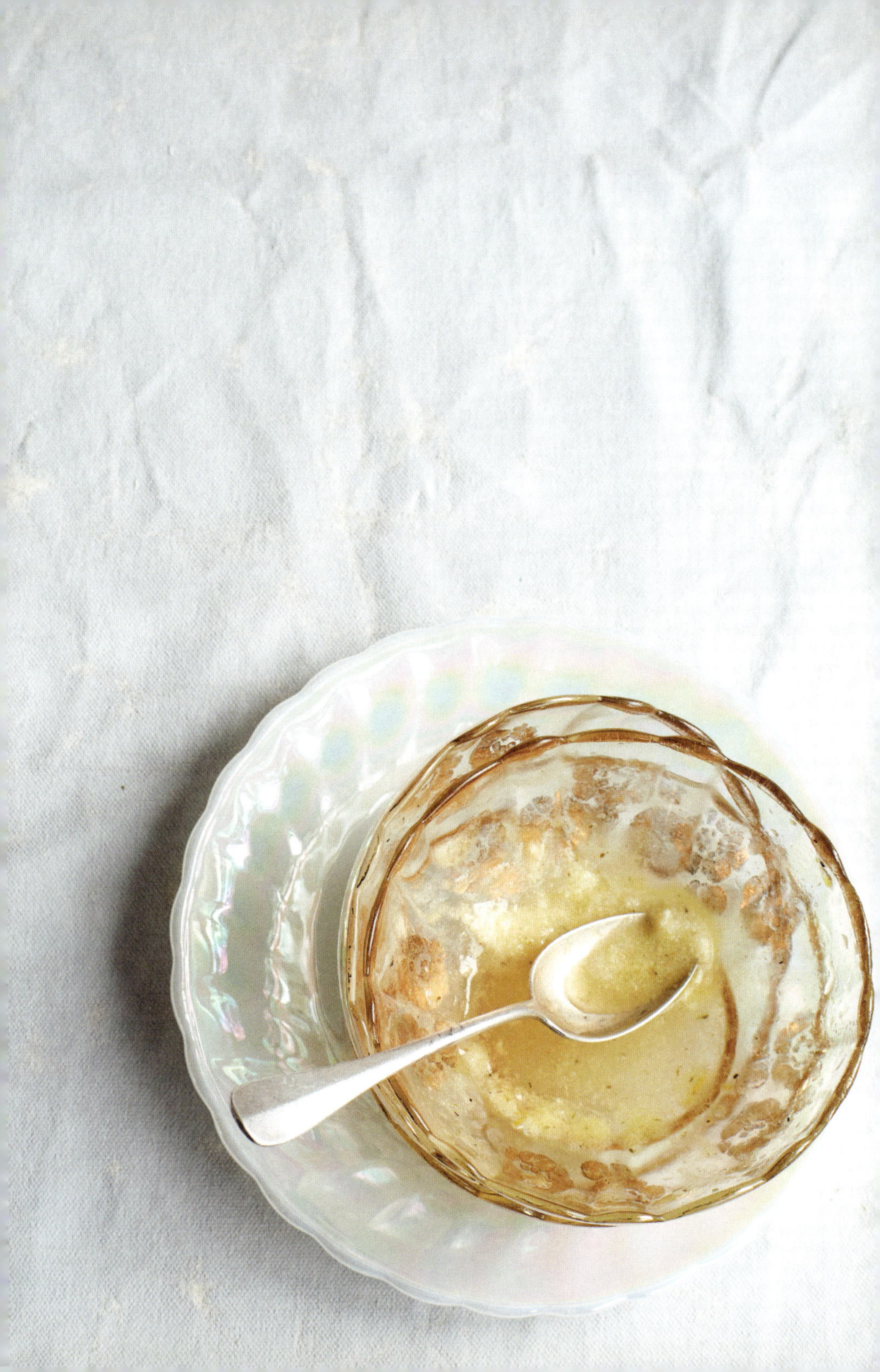

Avant de commencer

À propos des recettes

Tout au long de ce livre, j'ai intégré des recettes à réaliser avec du sapin, de l'épicéa et du pin. Ces trois plantes n'ont pas le même goût, mais sont interchangeables partout où elles figurent. Choisir l'épicéa bleu ou le sapin du Colorado pour le membrillo aux pommes & au sapin de Noël (page 50), par exemple, donnerait deux résultats très différents. Le sapin, l'épicéa et le pin sont, de loin, les arbres les plus faciles à acheter et les plus sûrs à consommer. Vous pouvez manger leurs aiguilles et utiliser leur écorce pour la cuisine, bien que ni les premières ni la seconde ne soient particulièrement bonnes (mais pas toxiques) à consommer crues. Dans le chapitre « Les différentes essences » (pages 29-39), vous trouverez d'autres plantes comme le genièvre et le bambou (ils poussent beaucoup plus vite qu'un conifère et leur plantation nécessite moins d'énergie) dont la valeur culturelle est similaire à celle des sapins de Noël. J'ai aussi ajouté, au besoin, une liste d'ustensiles indispensables pour réaliser certaines recettes.

Comment trouver le bon arbre à manger ?

Un sapin de Noël se cultive, comme une pomme ou une orange. Que vous ayez l'intention de le consommer ou non, je vous conseille de vérifier qu'il a poussé sans engrais chimique dans un environnement respecté, cultivé localement et/ou de façon durable. Récemment, on a signalé que dans certaines régions du monde, comme la Géorgie, des producteurs de sapins de Noël et des ouvriers agricoles travaillaient dans des conditions dangereuses ; ces dernières années, je suis tombée sur beaucoup d'arbres qui avaient été aspergés de produits chimiques, parfois de peinture ou de paillettes – non seulement c'est mauvais pour l'environnement mais ils ne doivent absolument pas être consommés. Il est relativement facile de se procurer en ligne des sapins de Noël cultivés de manière responsable – je donne page 126 une liste d'associations de producteurs dignes de confiance, mais je suis certaine qu'il y en a beaucoup d'autres. Vous pouvez également essayer de trouver des arbres à louer, qui pourront être rendus et replantés après les fêtes. Dans la mesure du possible, achetez un arbre vivant et replantez-le après Noël afin de le réutiliser l'année suivante (enfin, à condition de ne pas avoir mangé toutes ses aiguilles et d'avoir un jardin).

Comment préparer vos aiguilles de conifères

Les aiguilles d'épicéa, de sapin et de pin peuvent être très piquantes, aussi faites attention de ne pas vous écorcher les doigts en les préparant. Vous aurez besoin d'une paire de grands ciseaux pointus et d'un saladier. Taillez quelques grandes branches de votre arbre. Lavez-les à l'eau courante froide pour les débarrasser de toutes les saletés susceptibles de s'être déposées dessus. Vous verrez peut-être des boules de sève ; elles sont comestibles, tout comme les bourgeons secs qui se trouvent parfois au bout des branches. Retournez la branche à l'envers au-dessus du saladier de sorte que les aiguilles forment une flèche vers le haut. Puis, à l'aide des ciseaux, coupez-les en remontant afin qu'elles tombent directement dans votre récipient. En général, je les relave encore une fois avant de les utiliser.

Est-ce que ça peut me tuer ?

Si vous ne choisissez que du pin, du sapin et de l'épicéa, non. Néanmoins, parmi les autres types d'arbres courants achetés pour Noël figurent le cèdre et le cyprès qui ne sont ni l'un ni l'autre comestibles. Les ifs peuvent souvent être confondus avec des arbres de Noël, or ils sont EXCESSIVEMENT TOXIQUES, n'en mangez surtout pas ! Assurez-vous, comme vous le feriez avec n'importe quel produit de cueillette, que vous savez exactement à quelle plante vous avez affaire avant de l'essayer ! Il est également utile de savoir que les aiguilles des sapins de Noël étant pointues, il faut éviter de les manger sans les faire cuire et sans les couper – un peu comme les arêtes de poisson, elles peuvent se révéler aussi dangereuses. Je voudrais encore vous signaler qu'il n'est pas recommandé de consommer les huiles essentielles extraites du sapin, de l'épicéa et du pin – contentez-vous de les sentir ou de les utiliser en massage.

Stérilisez vos bocaux

Quelques recettes exigent de stériliser des bocaux de conserve en verre. Il y a deux façons de procéder. Vous pouvez laver à l'eau chaude savonneuse le bocal que vous projetez d'utiliser (recyclé de préférence) et le placer ensuite dans un four chauffé à 100 °C pendant au moins 20 minutes. Vous pouvez aussi le passer au lave-vaisselle. Simple comme bonjour. Cela stoppera la fermentation et empêchera la moisissure de se développer.

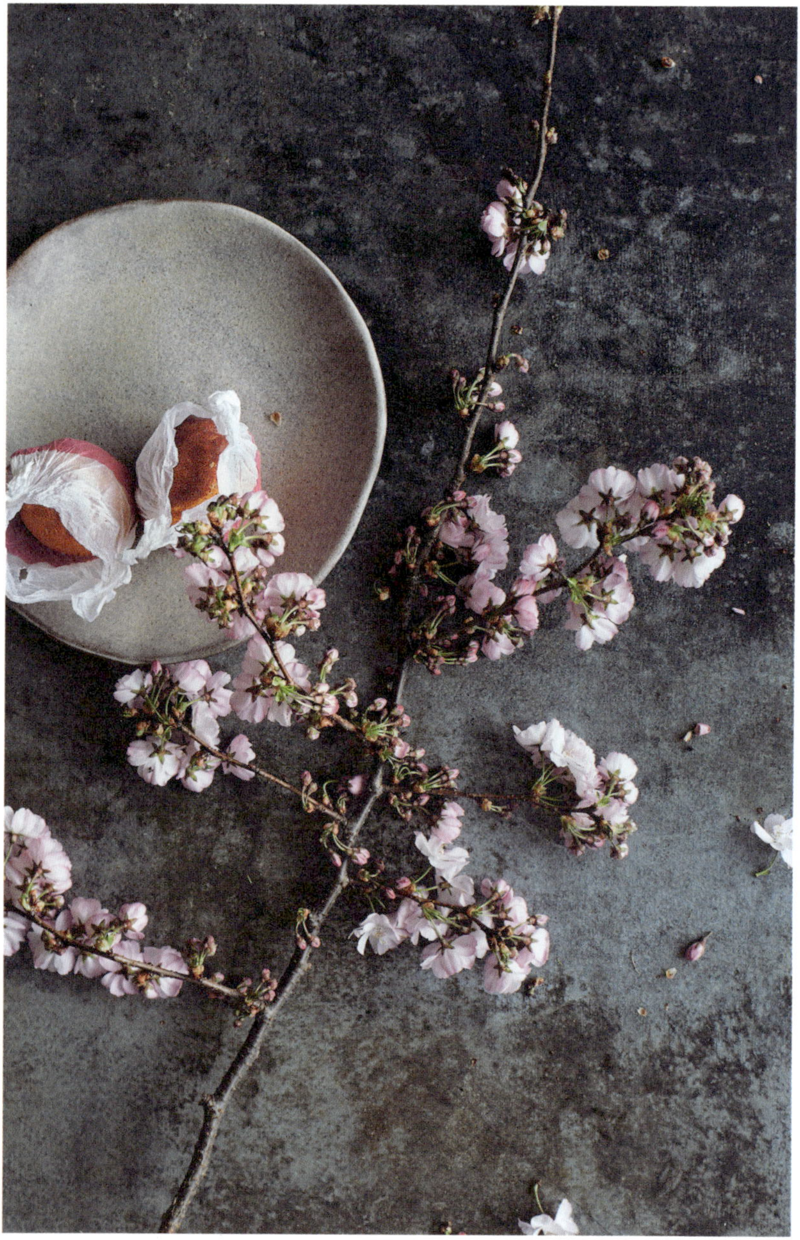

Un mot sur les régimes à base de plantes

Dans ce livre de recettes, il est question de réutilisation, de recyclage et d'ingéniosité – trois éléments importants de la durabilité. Il existe de nombreuses manières d'adopter un mode de vie respectueux de l'environnement – par exemple : moins prendre l'avion, opter pour les transports en commun, fuir la *fast fashion*, utiliser des produits de ménage et d'hygiène corporelle naturels, être attentif à ce que l'on mange. La consommation de produits animaux nuit davantage à la planète que la culture des sapins de Noël. L'élevage intensif exige plus d'espace, plus d'énergie, et dégage des gaz, comme le méthane, qui contribuent au réchauffement climatique. Cela dit, vous pouvez peut-être vous demander pourquoi ce livre ne donne pas uniquement des recettes à base de plantes. Eh bien, c'est parce que ces recettes non végétariennes datent d'une époque plus carnivore ; j'ai choisi de les laisser, en ajoutant dans certains cas des alternatives végétaliennes/végétariennes, car elles sont absolument délicieuses. Je vous recommande néanmoins de ne pas en abuser (ni de la viande en général).

Après vous avoir parlé du traitement, de la provenance et de l'achat des sapins de Noël, je voudrais attirer votre attention sur la consommation de viande, de poisson et des produits laitiers. Acheter la meilleure qualité, dans la mesure du possible, donc peut-être acheter en moins grande quantité, est un geste positif pour l'environnement. Choisir des produits bio, de saison et locaux provenant de petits producteurs et pêcheurs qui savent respecter l'environnement est aujourd'hui essentiel dans un monde en pleine crise d'identité alimentaire et agricole. Mais surtout, appréciez ce que vous mangez ! Nous serions bien avisés de considérer que toutes les choses que nous faisons pousser, vivantes d'une certaine façon, sont irremplaçables ; et de comprendre que toutes ces choses ont un coût environnemental élevé dont nous n'avions pas conscience dans le passé.

Pour un Noël plus écologique

À bas les emballages

N'utilisez pas de papier cadeau, recyclez vos cartes de vœux, mieux : envoyez des cartes virtuelles ! Contactez votre mairie pour réclamer un programme de recyclage post-Noël plus cohérent, écologique et efficace, comprenant une meilleure visibilité sur la manière dont sont recyclés les arbres, le papier, la nourriture et, on les oublie souvent, les piles (leur consommation est ÉNORME en cette période de fêtes).

A-t-on besoin de ces arbres ?

Je sais que cela semble paradoxal, alors que j'écris un livre intitulé *Comment j'ai mangé mon sapin de Noël*, mais la solution consiste peut-être à trouver une autre manière de célébrer Noël. Pourquoi ne pas dessiner un sapin sur un tableau noir ou une grande feuille de papier, en fabriquer un avec des babioles recyclées ? Au lieu d'abattre et d'acheter des arbres, pourquoi ne pas contacter son producteur local de sapins de Noël pour lui demander de garder l'arbre en pleine terre ? Pourquoi ne pas parrainer un arbre ou organiser une grande campagne de plantation et la soutenir financièrement ou physiquement en consacrant un week-end à planter des arbres dans sa région ? Cela demanderait un plus gros effort que d'aller chercher un sapin au magasin du coin, mais aurait un impact réellement positif sur l'environnement.

Offrez-vous un petit Noël végétarien

Pour un animal de ferme, Noël est assurément une période effrayante. Même si les Français semblent bouder la dinde ces dernières années, seuls 2 % d'entre eux se déclaraient végétariens en 2019. Si vous ne pouvez pas vous passer de viande, pas de problème, mais pourquoi ne pas vérifier d'abord que l'animal vient d'un élevage durable, et équilibrer ensuite votre festin carné en réduisant la quantité de produits d'origine animale que vous avalerez pendant cette période festive, et pendant tout le reste de l'année bien sûr.

Moins de bazar, plus de soutien

À la place des petits cadeaux, offrez des présents écologiques, durables et/ou caritatifs. Ou bien renoncez complètement aux cadeaux matériels et faites un don à un organisme de bienfaisance, ou offrez/demandez une expérience à effectuer tous ensemble. Livraisons et shopping sur Internet contribuent massivement aux émissions de carbone – essayez d'acheter en personne vos cadeaux chez un producteur local ou en boutique.

Les bonnes résolutions du jour de l'an

Une fois que vous aurez votre overdose de Noël, il sera temps de vous priver de quelque chose pour commencer l'année. Cependant, au lieu de vous imposer des promesses impossibles, pourquoi ne pas prendre un engagement en faveur de l'environnement ? Mettez-vous au zéro plastique dans la maison, renoncez autant que vous le pouvez aux voyages en avion, essayez de limiter votre consommation de viande ou de poisson à une seule fois par semaine… Voilà peut-être une meilleure façon de canaliser votre énergie.

Comment réutiliser son sapin de Noël

Plutôt que de déposer en douce votre sapin sur le trottoir en espérant que quelqu'un viendra le ramasser avant le mois de juin, pourquoi ne pas vous en débarrasser d'une manière plus responsable susceptible de lui donner une seconde vie ?

Cinq façons de recycler un arbre

1. Contactez votre mairie afin de connaître le meilleur moyen de le recycler.
2. Vous pouvez aussi demander au producteur de sapins de Noël le plus proche de chez vous s'il les ramasse et les recycle. Le pépiniériste qui me fournit en arbres comestibles transforme les sapins invendus en mulch utilisé ensuite comme engrais ; il fabrique aussi, avec les vieux arbres, des barres de saut d'obstacles pour un centre équestre voisin.
3. Offrez-le au jardin zoologique local, à un parc animalier ou une ferme où les animaux pourront les manger et jouer avec.
4. Achetez un arbre en pot que vous replanterez dans votre jardin. Comme je vis en appartement, c'est dans le jardin de ma mère que se retrouvent tous mes sapins de Noël au fil des ans ! Si vous ne disposez pas d'un espace pour le planter, pourquoi ne pas demander à votre mairie s'il y a un parc qui pourrait profiter de quelques nouveaux arbres ? Ou même le proposer à un voisin possédant un jardin.
5. Faites sécher les branches et utilisez-les comme décoration, ou pour la couronne de Noël de l'année suivante ! Si vraiment vous n'en avez ni le temps ni l'envie, demandez à un fleuriste s'il aimerait récupérer votre arbre pour ses compositions.

Comment replanter un sapin de Noël

1. Vous ne pourrez le replanter que s'il a encore ses racines – un arbre coupé ne repoussera pas.
2. Avant de le planter, assurez-vous qu'il s'habitue à
3. l'extérieur après être resté un mois au chaud. Pour cela, placez-le dans l'endroit le plus frais de la maison ; par exemple dans le garage ou près d'une porte qui laisse passer un peu d'air frais. Mais vérifiez surtout qu'il ne manque ni d'amour ni de lumière – ne le laissez pas tout seul dans un couloir obscur. Arrosez-le une fois par semaine. Si vous habitez une région particulièrement froide du monde, où l'hiver peut durer jusqu'en mars, ne le sortez pas avant que le printemps soit bien installé. Si le climat est plus doux, vous pouvez le sortir vers la fin du mois de janvier.
4. Quand vous êtes prêt à le planter, choisissez-lui un bon emplacement. C'est-à-dire pas trop près de la maison ni d'autres grands arbres, de façon qu'il ait assez d'espace et de lumière.
5. Creusez un trou aussi profond que la motte racinaire et deux à trois fois plus large.
6. En hiver, les arbres entrent généralement dans une sorte d'hibernation, il est donc inutile de l'arroser trop souvent quand il sera en terre. Lorsque le temps se réchauffera, ajoutez du compost et commencez à l'arroser un peu plus.
7. Une fois votre arbre installé dans son nouvel habitat, pourquoi ne pas le décorer chaque année à l'extérieur plutôt qu'à l'intérieur ? Cela vous encouragera à sortir davantage dans le jardin, même s'il fait froid. Dans une optique plus durable, laissez tomber les décorations en plastique et en verre ; suspendez à la place des choses que les oiseaux pourraient aimer picorer (voir page 23).

Les bourgeons des sapins de Noël

J'aimerais vous dire un mot des bourgeons – sujet qui sera développé plus loin dans «Papilles scandinaves» (pages 121-123). Si vous choisissez de faire pousser votre propre sapin de Noël, vous vous régalerez au printemps quand les bourgeons verts acides commenceront à sortir. Vous pouvez les cueillir sur l'arbre, les laver et les goûter ! Essayez d'en ajouter à vos salades, ou de les substituer aux aiguilles dans la recette de la crème glacée au gingembre & au sapin de Noël (page 86) – c'est délicieux !

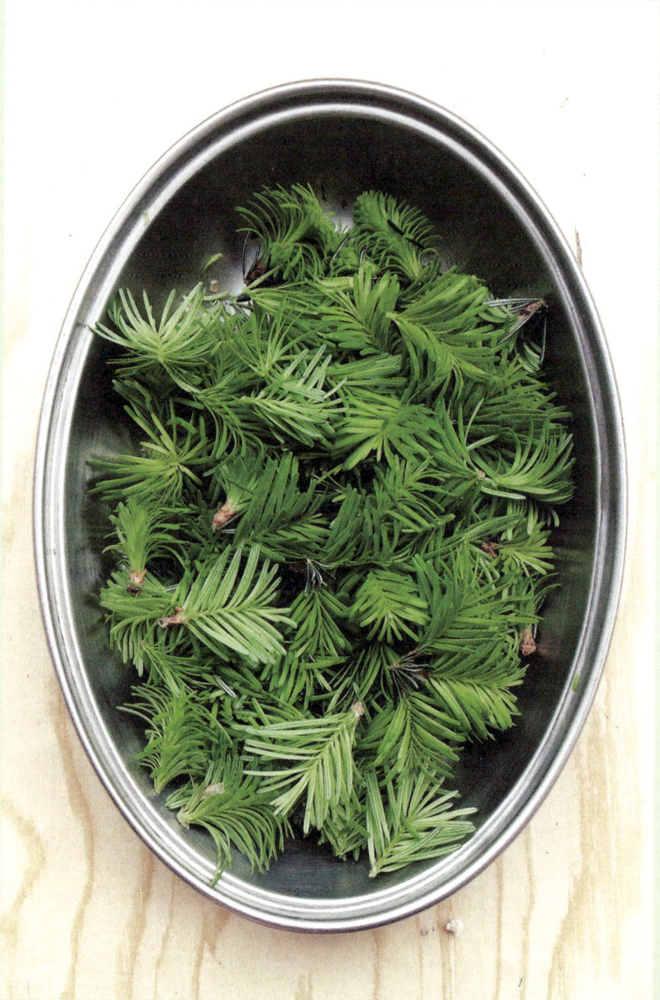

Boules de graines

Au lieu d'utiliser des guirlandes lumineuses énergivores et du plastique non recyclable, pourquoi ne pas fabriquer des décorations biodégradables et éventuellement COMESTIBLES ? Cette recette plaît beaucoup aux oiseaux... et je suppose que les humains aussi pourraient l'apprécier !

QUANTITÉ Pour décorer un sapin de Noël de 1,50 m de haut

TEMPS DE PRÉPARATION 30 minutes + 1 nuit de séchage

USTENSILES De la ficelle ou du fil de couleur + 1 cure-dent

INGRÉDIENTS
60 ml d'eau
45 ml de sirop d'agave
4 g de gomme xanthane ou de gélatine végétarienne en poudre
60 g de farine (seigle, blé complet, épeautre et maïs conviennent bien)
50 g de fruits secs de votre choix
100 g de graines (j'utilise un mélange citrouille, sésame, tournesol et lin)

MARCHE À SUIVRE Portez l'eau et le sirop d'agave à ébullition.

Retirez du feu, ajoutez la gomme xanthane, mélangez jusqu'à ce qu'elle soit dissoute. Versez le liquide bouillant sur la farine et mélangez bien le tout.

Ajoutez les fruits secs et les graines à cette préparation – le mélange doit être collant, pas liquide.

Préchauffez le four à 100 °C. Saupoudrez une plaque à pâtisserie de farine afin d'empêcher les décorations de coller à la tôle.

Modelez les décorations pendant que le four chauffe – vous pouvez leur donner la forme que vous voulez à l'aide d'emporte-pièces, ou rouler les graines en petites boules. N'oubliez pas de pratiquer un trou au sommet de chaque pièce avec le cure-dent. Disposez-les sur la plaque.

Faites cuire une heure, puis laissez sécher de préférence toute une nuit. Lorsqu'elles sont prêtes, enfilez le fil ou la ficelle dans les trous, et suspendez-les dehors !

Si on arrêtait de couper les sapins de Noël

**Voir les notes de la page 132 pour le traitement des données statistiques.*

On estime à **3 000 milliards** le nombre d'arbres dans le monde.

170 milliards d'arbres sont menacés de destruction.

En France, environ

4 800 000

arbres sont coupés chaque année pour Noël.

En moyenne, un sapin de Noël est coupé **5 à 10 ans** après avoir été planté.

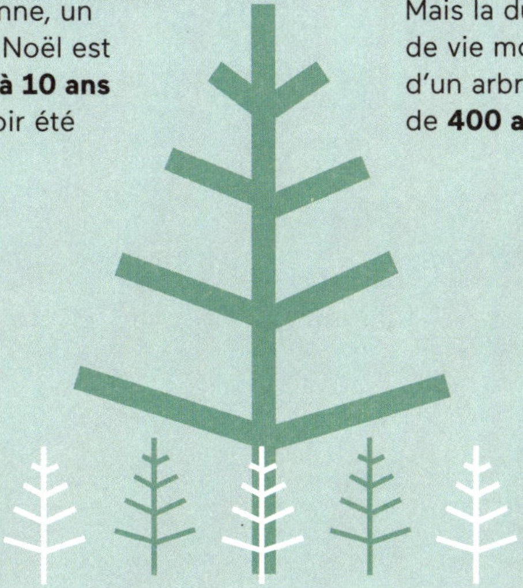

Mais la durée de vie moyenne d'un arbre est de **400 ans.**

Si on laissait pousser l'équivalent d'un an de sapins de Noël au lieu de les couper, ils pourraient absorber au cours de leur vie plus de

880 000 000 de tonnes

de carbone rejetées dans l'atmosphère, ce qui serait bénéfique pour l'environnement.

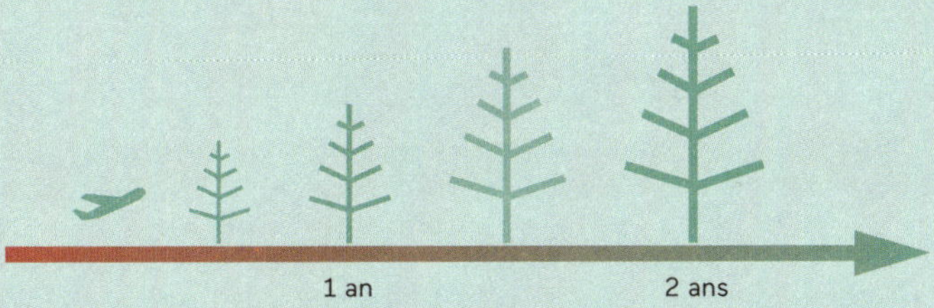

Cela reviendrait à peu près à interdire tout trafic aérien pendant un an, ou à bannir des routes toutes les voitures de France pendant les sept prochaines années...

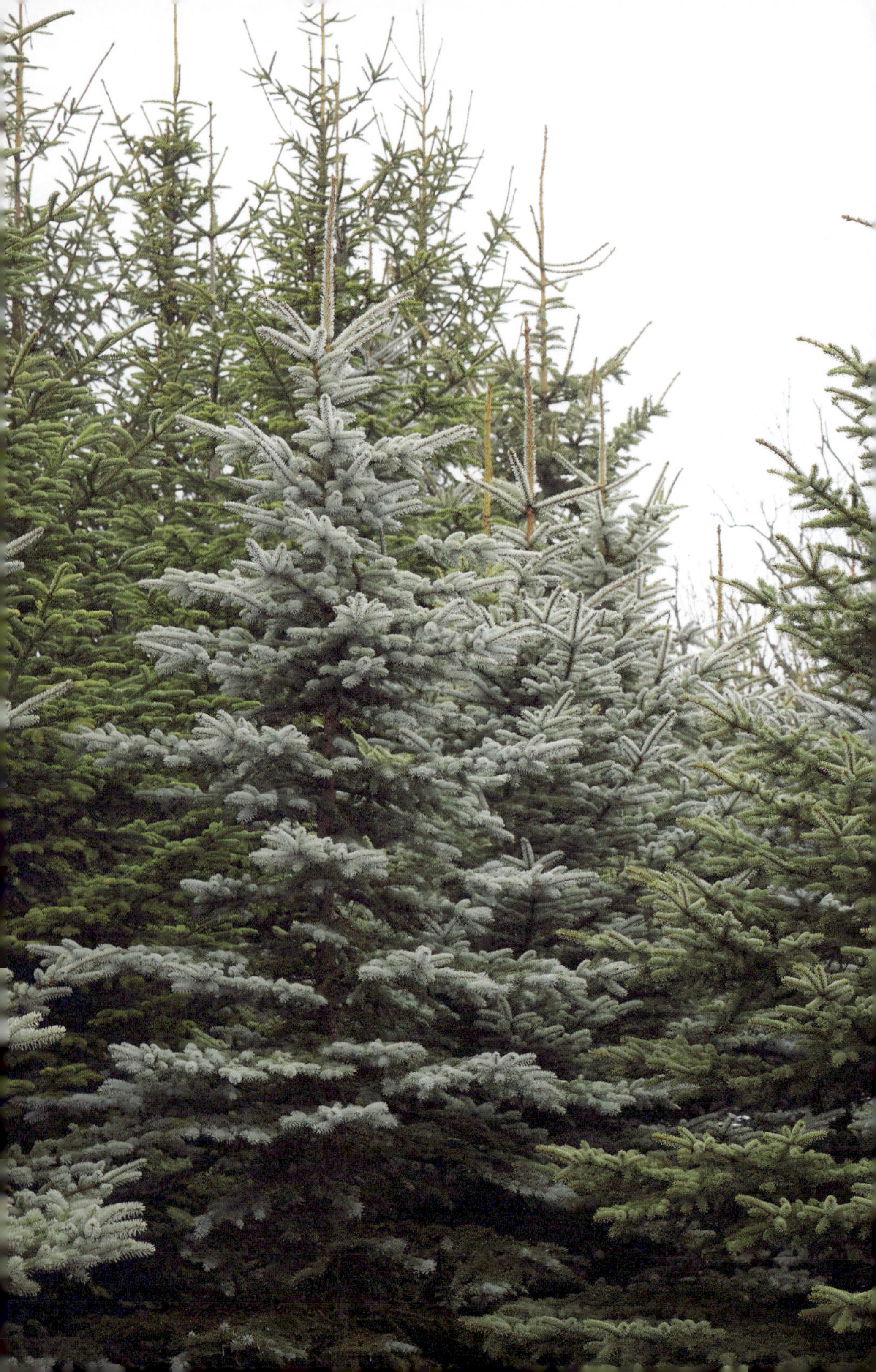

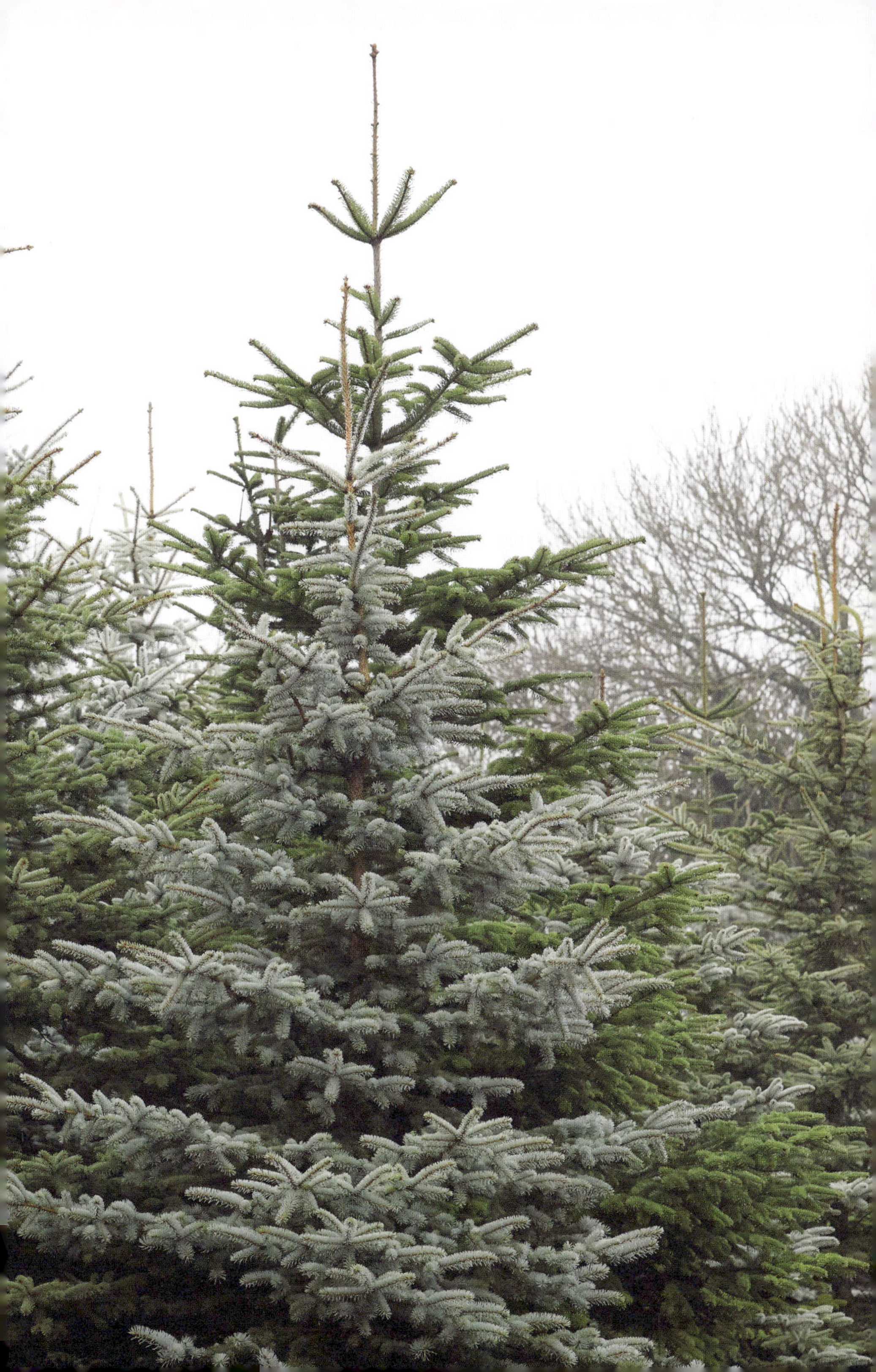

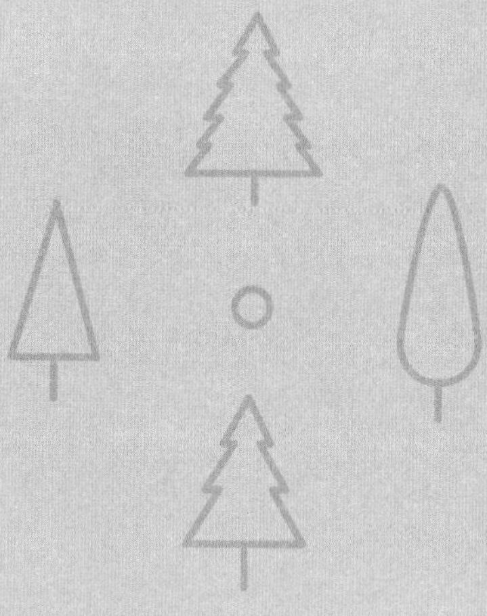

Les différentes essences

Profils aromatiques & alternatives au sapin de Noël

Voici la liste des arbres utilisés dans ce livre de cuisine. Certains risquent de vous surprendre...

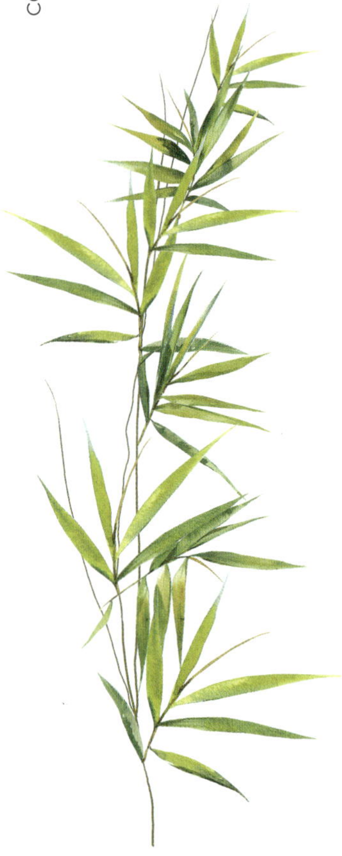

Le bambou

Famille : *Poaceae*
Utilisation : Pousses et tronc sont comestibles ; ce dernier est également utilisé comme matériau de construction.

Drôle de début pour un livre sur les différentes façons de cuisiner un sapin de Noël, mais patience... Le bambou est effectivement l'un des « trois amis de l'hiver » – prunier, pin et bambou. Culturellement, ce trio représente un groupe d'arbres similaire à celui des conifères dans les folklores chinois, coréen et japonais. Le bambou est un symbole de résistance et de croissance luxuriante. C'est une graminée polyvalente à feuilles persistantes qui mériterait qu'on lui consacre un livre entier quand on pense à la diversité de ses utilisations, entre ingrédient culinaire et matériau de construction. Nous serions bien avisés de choisir un bambou comme arbre de Noël à la place d'un sapin, d'un épicéa ou d'un pin, car c'est l'une des plantes qui pousse le plus vite sur terre et consomme le moins d'énergie.

Attention

Cyprès & cèdre

Ces arbres sont souvent vendus en guise de sapins de Noël. Ni l'un ni l'autre ne sont comestibles. IL NE FAUT PAS les manger.

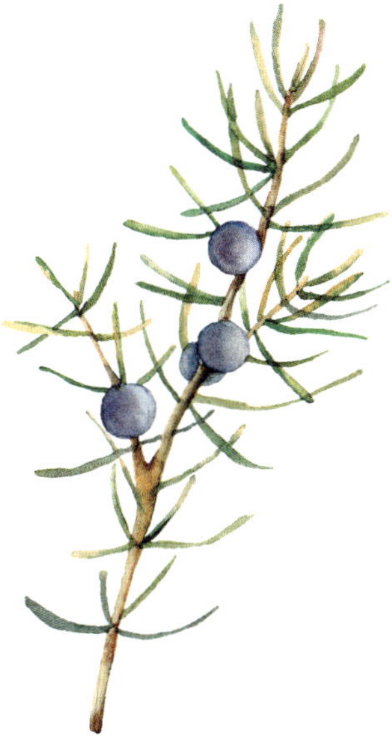

Le genévrier

Famille : *Cupressaceae*
Utilisation : Les baies sont largement utilisées en cuisine et dans la fabrication du gin.

Les genévriers ont beaucoup à dire pour leur défense. Ils poussent partout, de l'Arctique à l'Afrique. Bien qu'ils soient rarement utilisés comme arbres de Noël, probablement à cause de leur forme trop irrégulière, ils ressemblent beaucoup aux sapins et ont la même valeur symbolique de hardiesse, de courage, d'énergie face à l'adversité. Leurs petites aiguilles piquantes n'ont pas un parfum très prononcé, mais leurs baies violettes, au goût floral et poivré, sont très appréciées dans la cuisine et la phytothérapie. Elles sont l'un des composants essentiels du gin. Je les utilise beaucoup dans les recettes de ce livre, ce qui pourrait passer pour de la triche à vos yeux, car leur parfum s'adapte à une multitude de choses et se marie aussi bien avec des plats de viande salés qu'avec des saveurs fruitées ou acides. Selon la tradition populaire, il semble que les baies de genièvre aient servi à presque tout, depuis les remèdes contre le ver solitaire jusqu'aux philtres d'amour.

Le sapin

Famille : *Pinaceae*
Essences différentes : Sapin noble, sapin baumier, sapin de Douglas, sapin de Nordmann, sapin Canaan, sapin de Fraser, sapin du Colorado, sapin géant, sapin de Corée.
Utilisation : Les aiguilles, en infusion.

En France, les sapins sont les arbres de Noël les plus courants, les plus populaires. Leurs grandes aiguilles duveteuses ne sèchent ni ne tombent trop vite. Leur goût herbeux, acide se marie bien avec les saveurs des agrumes et entrent couramment dans la composition de boissons alcoolisées. Ils poussent en Amérique, en Europe, en Afrique du Nord, en Asie, et supportent très bien les voyages. Pour les Celtes, le sapin était l'un des neuf arbres sacrés et avait sa place dans les grandes cérémonies.

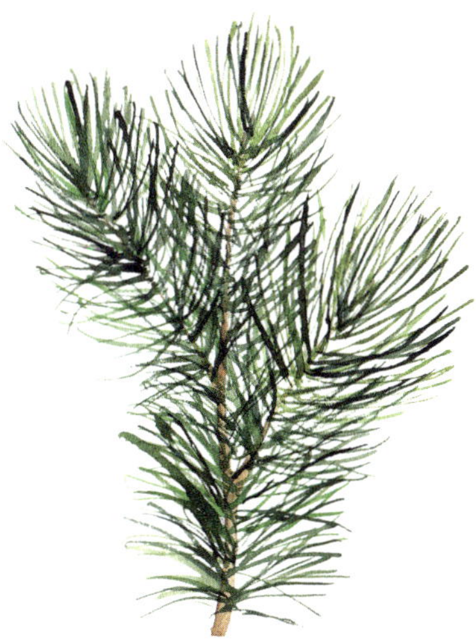

L'olivier

Famille : *Oleaceae*
Utilisation : Les feuilles se mangent et sont utilisées dans certaines cérémonies. L'huile et le fruit jouent un rôle important en cuisine.

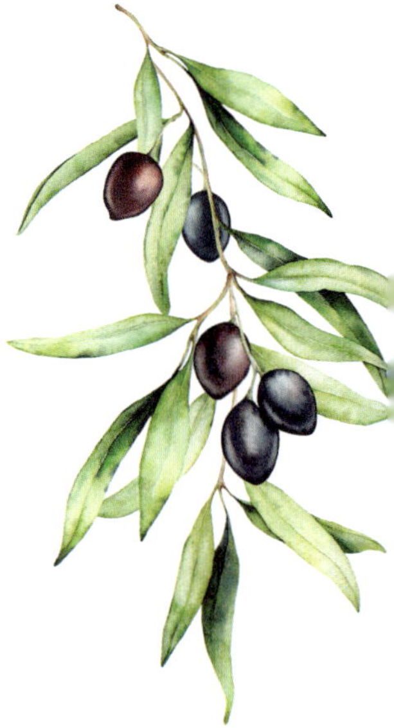

Selon moi, l'olivier est l'arbre de Noël original par excellence. Il pousse sous des climats assez chauds, comme dans le sud de l'Europe et au Moyen-Orient. On le considérait comme le symbole de la vie éternelle. Ce n'est pas un conifère et il n'est pas aussi beau quand on le pare de boules et de guirlandes de Noël, mais c'est néanmoins un arbre au feuillage persistant utilisé culturellement d'une manière très similaire – pour symboliser la ténacité et la résistance dans des environnements rudes (chaud et sec dans son cas). L'huile d'olive est un composant essentiel de la cuisine dans de nombreux pays d'Europe, du Moyen-Orient et d'Asie centrale – c'est l'élixir de vie, célèbre pour ses vertus rajeunissantes. Elle a un goût chaleureux, fumé, long en bouche. Les feuilles de l'olivier sont moins utilisées, mais on peut les faire infuser comme du thé, ou les ajouter en assaisonnement, en guise d'herbe aromatique – elles ont une saveur boisée. Les fruits, salés et charnus, sont de tailles et de couleurs variées.

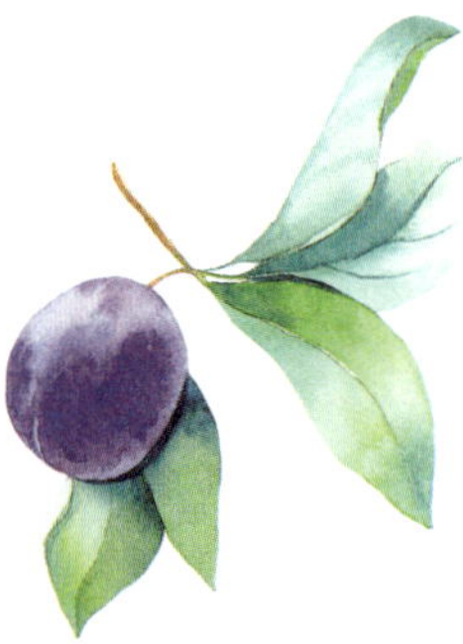

Le prunier

Famille : *Rosaceae*
Utilisation : Ses fruits sont comestibles.

Encore un drôle d'arbre à intégrer dans un livre sur les différentes manières de manger son sapin de Noël, mais comme le bambou, le prunier fait partie des « trois amis de l'hiver » – prunier, pin, bambou. Il représente dans les folklores chinois, coréen et japonais, un groupe similaire aux conifères. Le prunier est un symbole d'espoir et de persévérance. C'est une petite plante courageuse, éclatante, avec qui les humains vivent depuis longtemps une histoire d'amour – les prunes sont l'un des premiers fruits à avoir été domestiqués. Sucrées ou acides, elles s'intègrent aussi bien dans les plats salés que sucrés.

Le pin

Famille : *Pinaceae*
Essences différentes : Pin de Calabre, pin noir, pin rouge, pin blanc, pin sylvestre, pin tordu, pin jaune, pin de Virginie.
Utilisation : Les pignons dans la cuisine, les aiguilles en infusion.

On trouve des pins dans tout l'hémisphère nord – leur odeur est la définition même de Noël. Le goût de leurs aiguilles n'est pas prononcé mais les pignons, provenant du centre des pommes de pin nouvellement formées, sont incroyablement utiles et courants dans la cuisine. Ils ont une saveur chaleureuse, boisée, et une consistance huileuse qui ajoute de l'onctuosité aux plats. Les pins ont une très longue et très riche histoire dans les folklores du monde entier. Pour les Égyptiens et les Grecs de l'Antiquité il avait sa place dans les rites alimentaires accompagnant les funérailles. Les pommes de pin étaient aussi des amulettes de fertilité chez les Grecs et les Indiens d'Amérique. En Asie centrale, les forêts de pin étaient sacrées – un lieu réservé aux rites chamaniques. Les druides celtes et les tribus d'Amérique centrale intégraient le pin aux cérémonies du culte solaire.

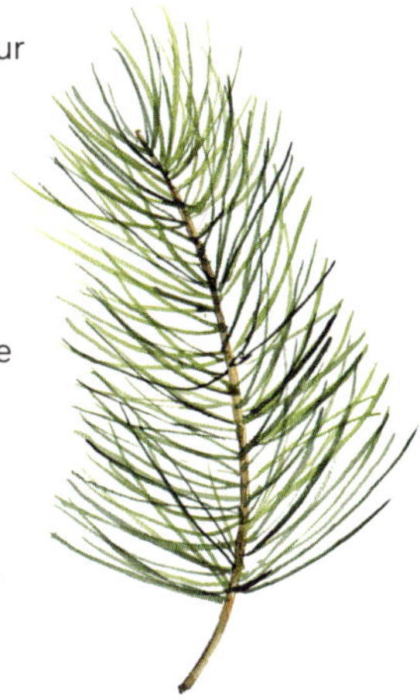

L'épicéa

Famille : *Pinaceae*
Essences différentes : Épicéa commun, épicéa bleu, épinette blanche, épicéa de Serbie
Utilisation : Les aiguilles en infusion et pour parfumer ; les nouveaux bourgeons sont comestibles.

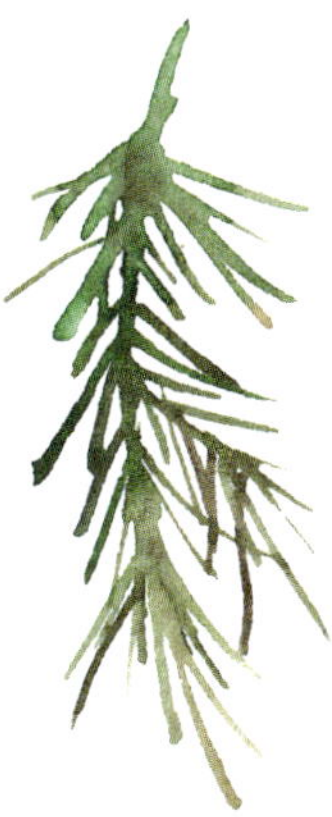

À mon humble avis, l'épicéa bleu est le plus délicieux de tous les arbres de Noël. Ses aiguilles et ses bourgeons ont un goût floral très prononcé qui rappelle la vanille et l'orange. Les épicéas communs et bleus sont couramment choisis comme sapins de Noël mais leurs aiguilles sont pointues, et tombent vite des arbres coupés – c'est bon à savoir. Je vous recommande d'acheter un arbre avec ses racines pour pouvoir le replanter après Noël ; vous aurez ainsi l'occasion de profiter de ses bourgeons dès qu'arrive le printemps. Les épicéas poussent dans les régions les plus froides du monde – principalement dans l'hémisphère nord. L'un des arbres les plus vieux du monde est un épicéa – il s'appelle Old Tjikko et vit en Suède depuis environ 9 550 ans.

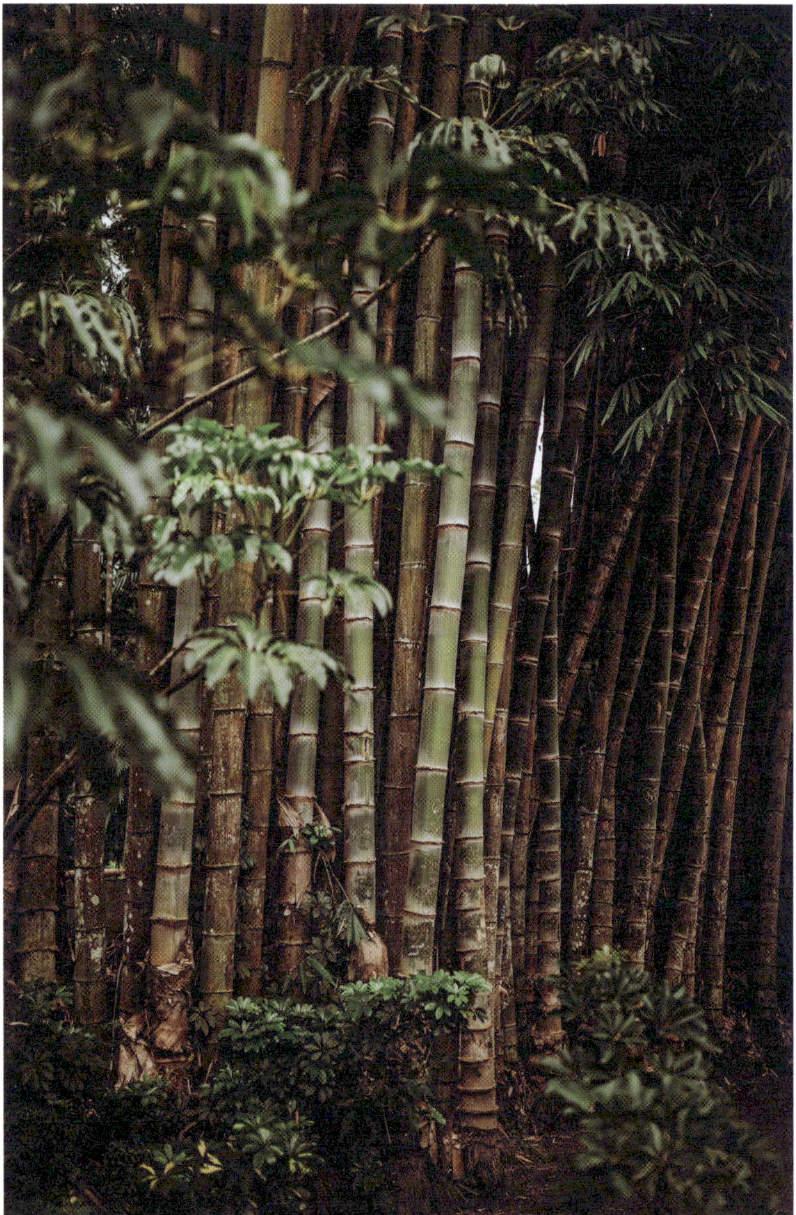

Choisir des alternatives aux sapins de Noël

Tout le monde n'a pas un jardin assez grand pour y planter un sapin de Noël – beaucoup de sapins peuvent atteindre des dimensions gigantesques. Si vous avez un problème d'espace, ou si vous voulez vous amuser à faire pousser vos plantes à l'intérieur, essayez ces alternatives au sapin de Noël...

Le bambou

Où le planter : Dans la terre, à l'intérieur ou à l'extérieur – mais il peut également vivre jusqu'à deux ans dans un vase rempli d'eau.
Quand le planter : Au printemps.
Où l'acheter : Achetez des rhizomes dans des pépinières réputées.

En Asie, le bambou est l'équivalent du sapin de Noël traditionnel ; il symbolise la longévité, la résistance et l'espoir face à l'adversité. Il pousse sous des climats variés et la plupart des espèces sont très robustes. Les rhizomes sont les parties ligneuses, inférieures du bambou – ils sont très beaux dans un vase rempli d'eau et continueront à pousser ainsi pendant deux ou trois ans. On peut aussi les planter en terre, de préférence au printemps, à l'intérieur ou à l'extérieur de la maison. Sachez que le bambou est une plante invasive qui pousse vite – empêchez-le d'échapper à votre contrôle en creusant tout autour une tranchée d'une vingtaine de centimètres de large, ou en le gardant en pot.

Comment planter un rhizome de bambou

1. Creusez un trou deux fois plus grand que la motte racinaire.
2. Enfoncez le bambou dans le trou ; couvrez de terre la racine et la partie inférieure du rhizome, en vous assurant qu'il est bien ancré dans le sol.
3. Le bambou tolère la plupart des sols, sauf ceux qui sont détrempés ou trop secs ; vous devez donc veiller à lui garder un bon équilibre. Arrosez-le plus régulièrement au printemps et en été, car il entre en sommeil de l'automne au début du printemps.

Le genévrier

Où le planter : À l'extérieur.
Quand le planter : Toute l'année.
Où l'acheter : Vous pouvez acheter des jeunes sujets en ligne ou chez votre pépiniériste.

Le genévrier est un arbre festif à feuillage persistant qui peut être planté toute l'année. Il est fantastique dans un jardin car les oiseaux adorent picorer ses baies, et il pousse sans problème, même entre les mains d'un jardinier débutant. Les baies peuvent être cueillies, séchées et utilisées dans plusieurs recettes de ce livre. Il s'adapte à la plupart des sols à condition que ceux-ci soient bien drainés. Au fur et à mesure que le jeune arbre pousse, vous aurez besoin de le tailler de temps en temps s'il devient trop indiscipliné.

Comment planter de jeunes genévriers
1. Creusez un trou deux fois plus grand que la motte racinaire, placez le jeune arbre dans le trou, recouvrez de terre.
2. Le premier mois, les jeunes arbres ont besoin d'un peu plus d'attention et d'amour – pendant cette période, arrosez-le deux ou trois fois par semaine, ensuite vous pourrez le laisser se débrouiller ! Il n'aime pas être trop mouillé.

L'olivier

Où le planter : À l'intérieur ou à l'extérieur.
Quand le planter : Toute l'année, tant que le sol n'est pas gelé.
Où l'acheter : Achetez les arbres jeunes ou matures en ligne ou chez votre pépiniériste.

Contrairement à la croyance populaire, les oliviers PEUVENT s'adapter à des climats froids – en fait, il leur faut chaque année deux ou trois mois de temps froid pour produire des fruits. Ils supportent jusqu'à -15 °C. Les oliviers sont les arbres de Noël originaux utilisés par les Romains et les Grecs de l'Antiquité pour célébrer la vie éternelle et les rites d'hiver. Ils poussent lentement et se plaisent autant à l'intérieur qu'à l'extérieur de la maison.

Comment planter un jeune olivier
1. Creusez un trou deux fois plus grand que la motte racinaire. Placez l'arbre dans le trou, étalez ses racines.
2. Remplissez le trou de terre, tassez-la légèrement. Pendant les deux premières années vous pourrez attacher le tronc à un tuteur afin qu'il reste stable en grandissant.
3. Même si les oliviers résistent à la sécheresse et exigent peu d'eau, assurez-vous que le sol n'est jamais desséché.

Le prunier

Où le planter : Plantez les noyaux à l'intérieur, puis sortez le jeune arbre quand il est devenu assez grand.
Quand le planter : De la fin de l'hiver au début du printemps.
Où l'acheter : Utilisez vos noyaux de prune (ou consultez votre pépiniériste) !

Les pruniers sont sympas ! Ils font partie des « trois amis de l'hiver» avec le pin et le bambou, et ont la réputation d'être des plantes courageuses et porteuses d'espoir, tout comme nos sapins de Noël ! Il existe tellement de variétés de pruniers qu'il s'en trouve certaines qui conviennent même au plus petit des jardins.
La prochaine fois que vous mangez des prunes, pensez à garder les noyaux – et plantez-les pour produire de nouveaux pruniers.

Comment planter un prunier à partir d'un noyau

1. Laissez sécher le noyau sur le rebord d'une fenêtre pendant quatre jours. Lorsqu'il est sec, fendez-le et extirpez la graine en forme d'amande qui se trouve au milieu. Afin de vous assurer que la graine est viable, plongez-la dans une tasse d'eau : elle doit tomber au fond – si elle flotte, elle ne germera pas.
2. Enveloppez les graines viables dans une serviette en papier humide. Mettez cette serviette dans un sac ou un récipient étanche que vous laisserez pendant quatre semaines dans la partie la plus froide de votre réfrigérateur.
3. Au bout d'un mois environ, les graines devraient commencer à germer. Si ce n'est pas le cas, guettez attentivement l'apparition des germes.
4. Une fois que ceux-ci deviennent visibles, remplissez un pot de terre. Enfoncez le pouce au centre du pot et placez la graine dans le creux, racine vers le bas. Rajoutez de la terre. Il faudra attendre quelques mois avant de voir la pousse percer la surface ; soyez patient et conservez le prunier dans une terre humide, à l'abri du soleil mais dans un endroit lumineux.

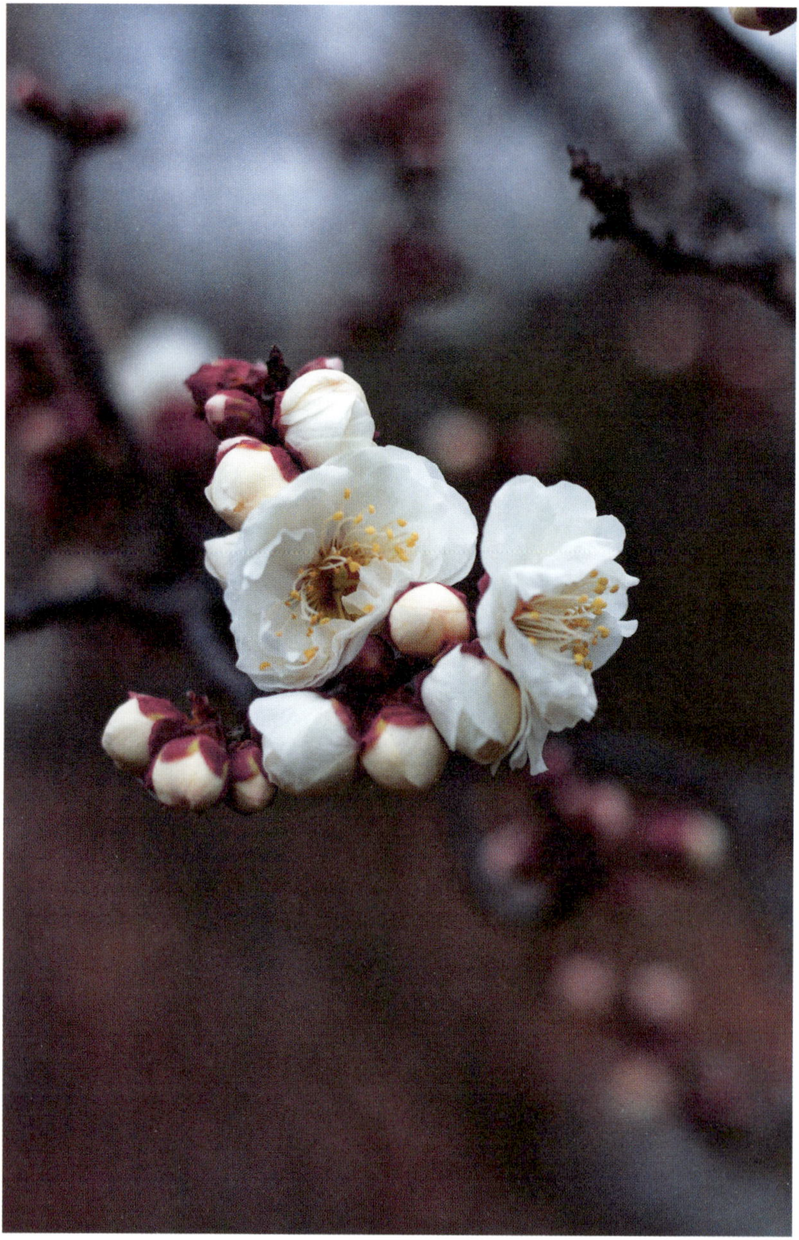

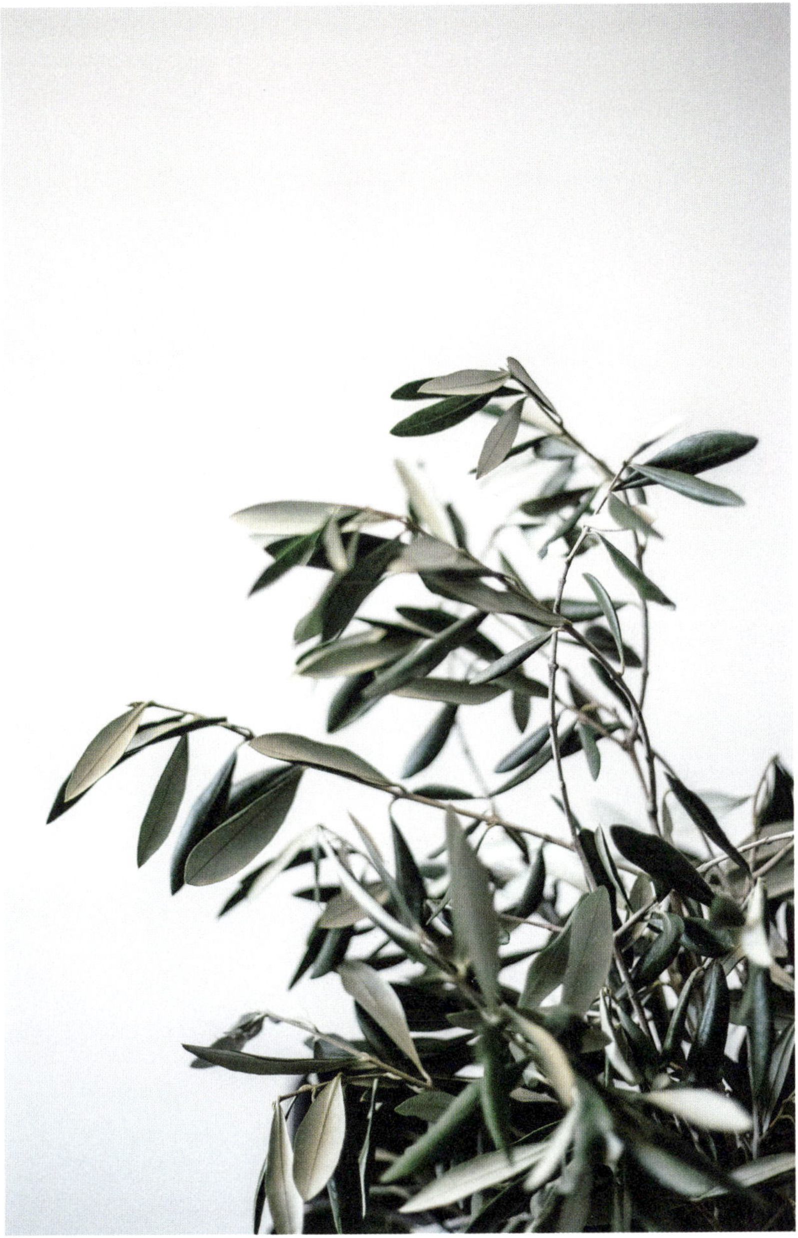

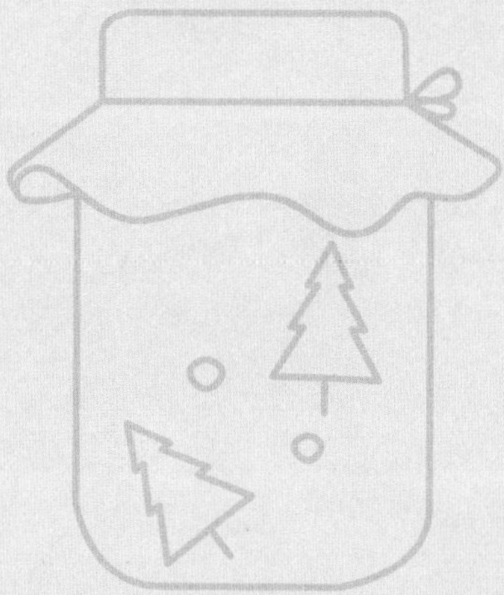

Ferments
&
conserves

Poisson fumé de Noël

Le poisson fumé est merveilleux en entrée, au petit déjeuner ou dans un sandwich riche à souhait. La truite offre une excellente option mais vous pouvez choisir un autre poisson issu de la pêche durable, comme la lotte, le flétan ou suivre les conseils de votre poissonnier. Prenez le poisson le plus frais possible, en vous assurant, avant de l'acheter, qu'il n'a pas été congelé.

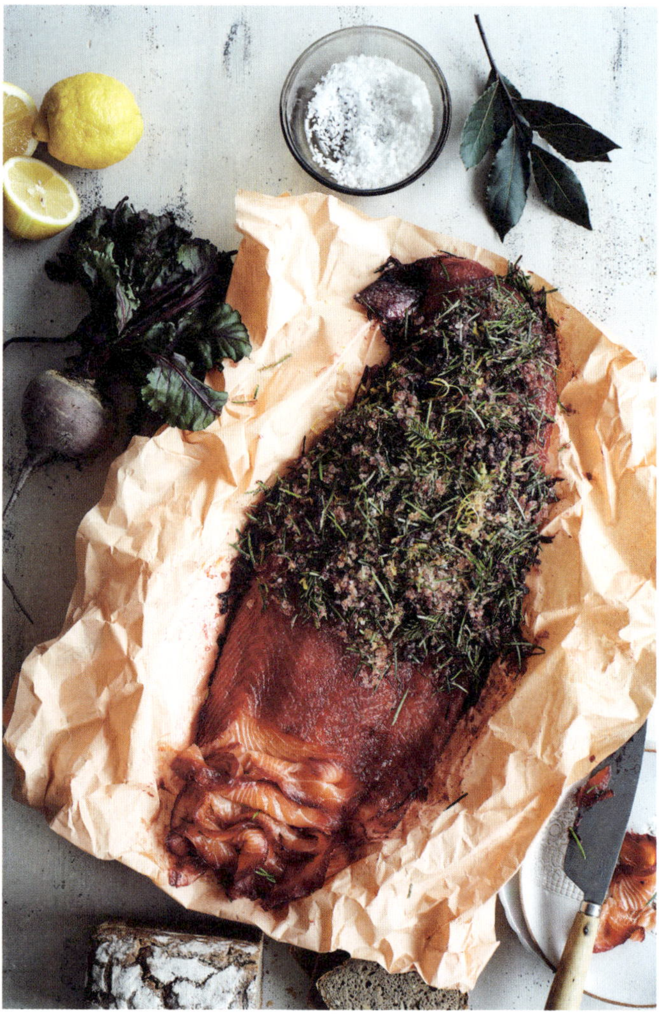

QUANTITÉ 2 kg du poisson de votre choix

TEMPS DE PRÉPARATION 24 heures à 7 jours (de congélation) + 30 minutes + 24 heures (minimum) à 36 heures (maximum) de fumage

INGRÉDIENTS

- 2 kg de filets de poisson
- 350 g d'aiguilles de sapin ou d'épicéa, ou 700 g d'aiguilles de pin (ou bien un mélange)
- 770 g de cassonade
- 500 g de sel fin
- 2 petites betteraves râpées
- Le zeste râpé de 3 citrons

MARCHE À SUIVRE

Avant de fumer le poisson, il est recommandé de le congeler afin de tuer les bactéries qu'il pourrait renfermer. Vous pouvez procéder à une « congélation éclair » de 24 heures mais, pour ma part, je préfère le laisser une semaine au congélateur. Faites-le dégeler ensuite quelques heures au frigo.

Préparez les aiguilles (page 15).

Mélangez sucre, sel, betteraves, zeste de citron et aiguilles.

Sur une surface plate, étalez une longueur de film alimentaire adaptée à la taille de votre poisson, puis saupoudrez une couche généreuse de mélange de fumage.

Il vous faudra peut-être une paire de mains supplémentaire pour l'étape suivante : allongez le poisson sur la première couche de fumage, répartissez le reste du mélange sur le dessus et les côtés, puis enveloppez le tout dans le film alimentaire étroitement serré, en vous assurant que le mélange enrobe entièrement le poisson.

Placez le poisson sur une plaque à pâtisserie, sous un objet lourd, et laissez-le au réfrigérateur entre 24 et 36 heures. À mi-parcours de ce processus, retournez-le ; n'oubliez pas, ensuite, de reposer le poids par-dessus.

Lorsque le poisson est prêt à être dégusté, rincez-le à l'eau afin de le débarrasser du mélange de fumage, et vérifiez bien qu'il ne reste aucune aiguille. Découpez en tranches fines.

Cette préparation peut se conserver jusqu'à cinq jours au réfrigérateur.

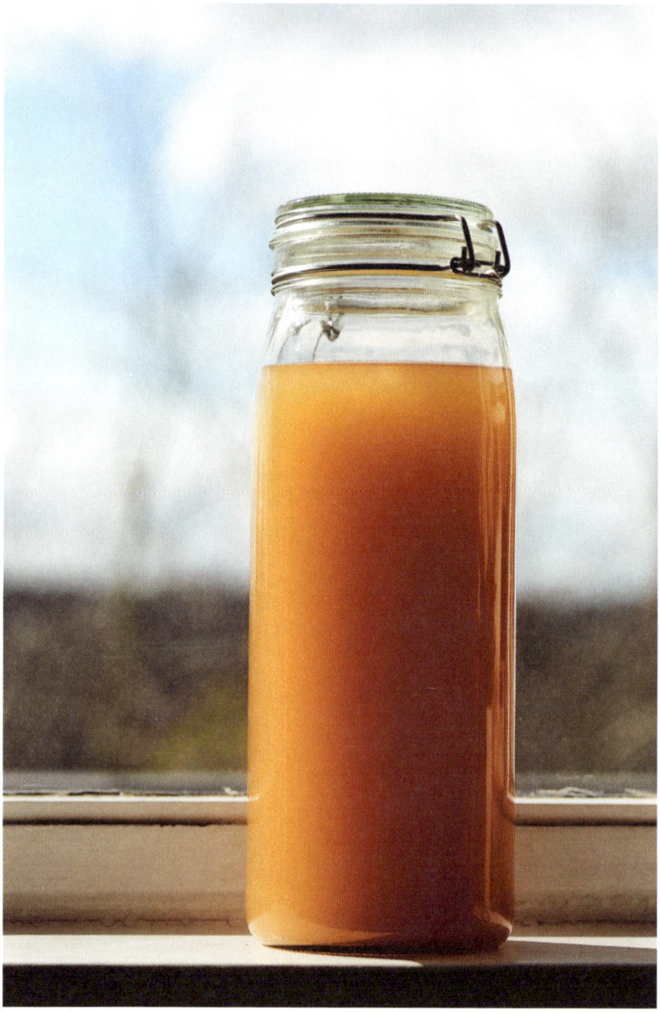

Vinaigre au sapin de Noël

C'est de loin la manière la plus facile de recycler son arbre de Noël – sapin ou autre. Un moyen rapide et génial d'utiliser jusqu'à la dernière aiguille des arbres très secs.

QUANTITÉ Pour remplir un bocal de 2 litres

TEMPS DE PRÉPARATION 30 minutes + 2 semaines (minimum) à 3 mois d'infusion

USTENSILES 2 grands bocaux en verre de 2 litres, avec couvercle

INGRÉDIENTS

- 2 litres de vinaigre de cidre de bonne qualité
- 200 g d'aiguilles de pin, sapin ou épicéa (ou un mélange)

MARCHE À SUIVRE

Stérilisez les bocaux que vous allez utiliser (page 15).

Préparez et hachez finement les aiguilles (page 15).

Versez le vinaigre dans une grande casserole pour le chauffer à feu moyen, sans le faire bouillir.

Mettez les aiguilles hachées dans un bocal stérilisé et, à l'aide d'un entonnoir, recouvrez-les de vinaigre chaud.

Fermez soigneusement le bocal, puis laissez infuser entre deux semaines (minimum) et trois mois. Vous saurez que votre vinaigre est prêt lorsque les aiguilles commenceront à tomber lentement au fond.

Une fois qu'il est bien infusé, versez le vinaigre dans le second bocal stérilisé, en utilisant une passoire très fine qui retiendra toutes les aiguilles.

Ce vinaigre peut se garder des années.

Astuce : en période de fêtes, ce vinaigre de sapin de Noël est un cadeau fait maison idéal.

Œufs marinés à la betterave & au sapin de Noël

Rarement consommés, les œufs au vinaigre sont largement sous-estimés. Géniaux sur canapés, en pique-nique, et d'une façon générale pour épater la galerie car la betterave leur donne une couleur extraordinaire !

QUANTITÉ Pour 8 œufs marinés

TEMPS DE PRÉPARATION 30 minutes + 1 à 3 jours de macération

USTENSILES Un grand bocal en verre avec couvercle

INGRÉDIENTS

1 poignée d'aiguilles de sapin ou d'épicéa (ou 2 si vous utilisez du vinaigre de cidre)
8 gros œufs bio
600 ml de vinaigre au sapin de Noël (page 45) ou de vinaigre de cidre
75 g de sel marin en paillettes
100 g de cassonade
1 petite betterave pelée, grossièrement hachée

MARCHE À SUIVRE

Stérilisez le bocal et préparez les aiguilles (page 15).

Faites bouillir les œufs pendant exactement 7 minutes, puis plongez-les aussitôt dans l'eau froide. Une fois qu'ils ont refroidi, débarrassez-les de leur coquille.

Dans une petite casserole, chauffez le vinaigre avec le sel et le sucre jusqu'à ébullition.

Disposez la betterave, les aiguilles et les œufs dans le bocal, puis versez le liquide chaud par-dessus.

Fermez soigneusement le bocal. Une fois qu'il est froid, mettez-le au réfrigérateur et attendez au moins 24 heures (36 heures si vous utilisez du vinaigre de cidre) avant de manger les œufs. Il n'est pas conseillé de les laisser macérer plus de trois jours car ils durciraient trop. Une fois que le bocal a été ouvert, ne les conservez pas au-delà de deux jours.

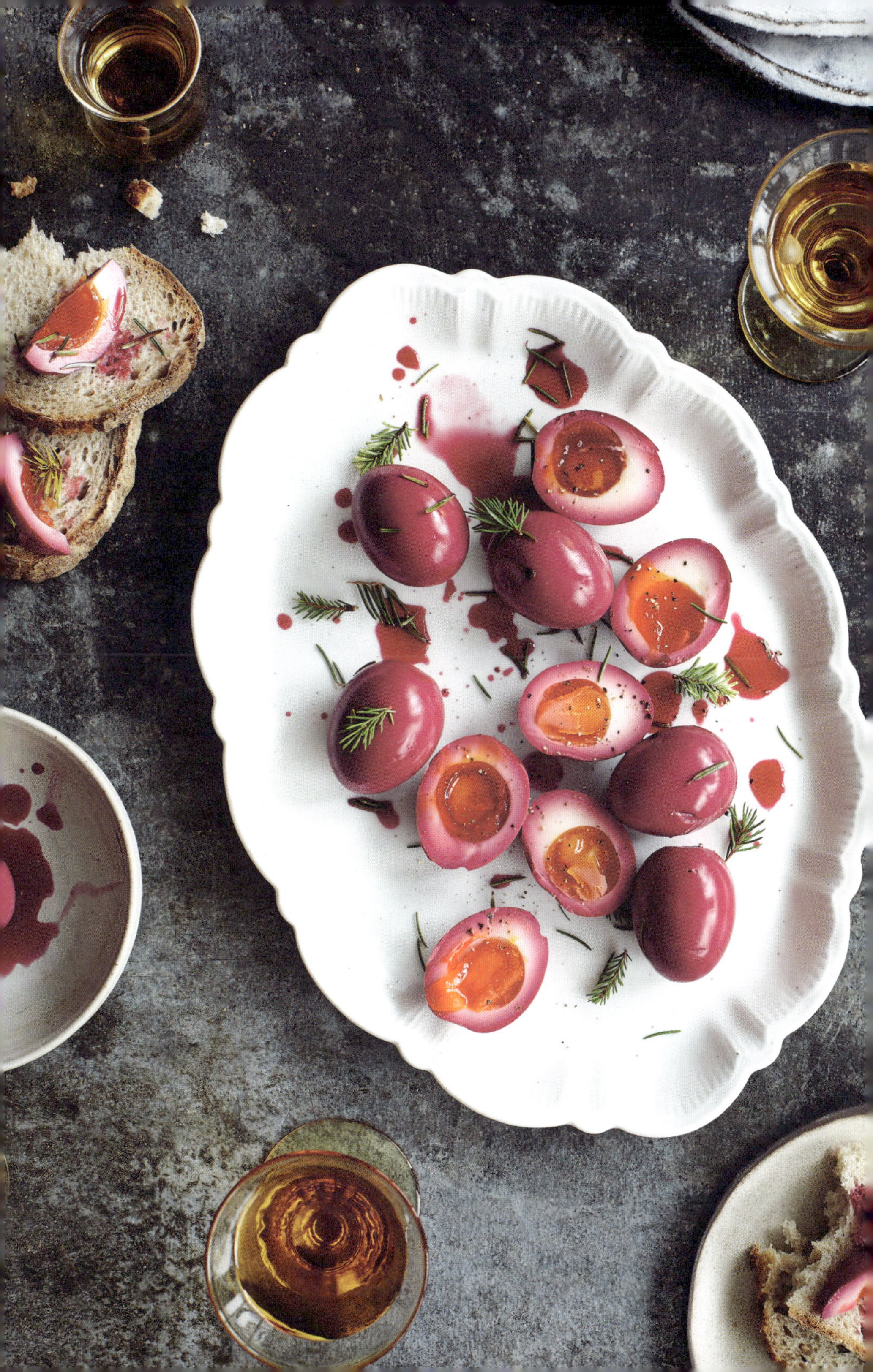

Pickles de sapin de Noël

J'adore les pickles. Faites-les macérer dans du vinaigre au sapin de Noël (page 45) ou utilisez des aiguilles fraîches et laissez mariner deux semaines de plus. Choisissez les légumes de saison que vous aimez. Carottes et concombres sont parfaits ; vous pouvez ajouter une note de couleur avec de la betterave.

QUANTITÉ Pour remplir un bocal de 2 litres

TEMPS DE PRÉPARATION 3 jours + 1 mois (5 jours minimum) de marinade

USTENSILES Un bocal en verre de 2 litres avec couvercle

INGRÉDIENTS

- 1 poignée d'aiguilles d'épicéa, de pin ou de sapin
- 2 litres de vinaigre au sapin de Noël (page 45) ou de vinaigre de cidre
- 50 g de sel marin
- 900 g de cassonade
- 700 g de betterave, carotte, concombre coupés en lanières (un mélange des trois est encore mieux)
- 1 poignée de baies de genièvre

MARCHE À SUIVRE

Stérilisez le bocal et préparez les aiguilles (page 15).

Dans une casserole, chauffez le vinaigre avec le sel et le sucre jusqu'à ébullition.

Disposez betterave, carotte, concombre, aiguilles et baies au fond du bocal puis versez le liquide chaud par-dessus.

Fermez soigneusement le bocal. Retournez-le une fois tête en bas afin d'éliminer tout excédent d'air. Lorsqu'il a refroidi, rangez-le dans un endroit sombre et frais ou au réfrigérateur. Attendez un minimum de cinq jours avant de consommer les pickles. Une fois le bocal ouvert, ils se conserveront deux semaines.

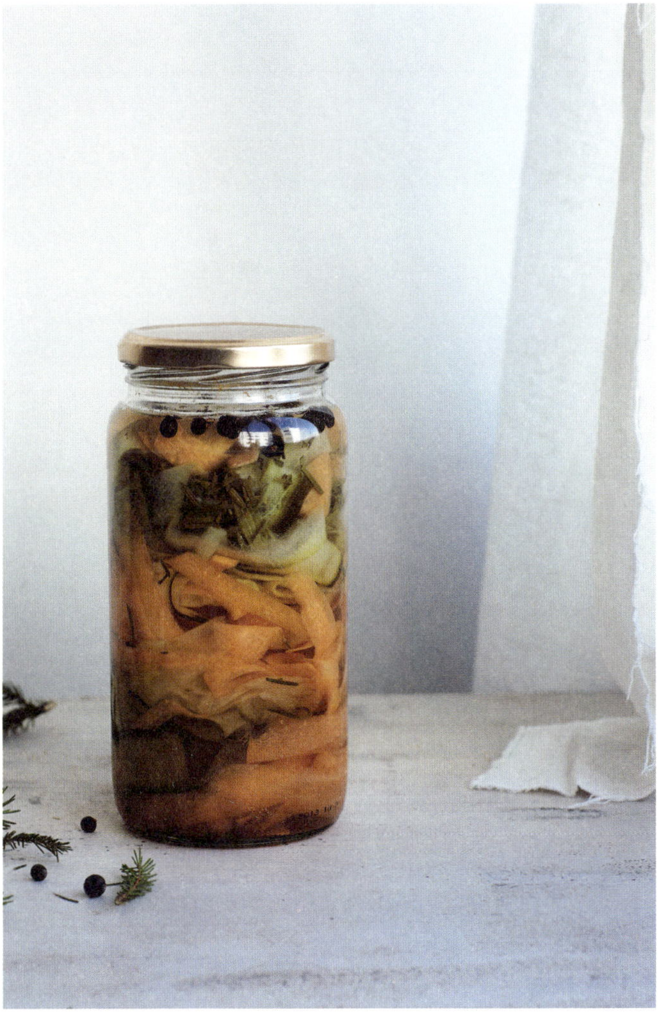

Membrillo aux pommes et au sapin de Noël

Le membrillo est une pâte de fruit espagnole qui accompagne délicieusement le fromage. Sa recette, assez délicate mais gratifiante, est en général réalisée à base de coing, riche en pectine – raison pour laquelle il a une consistance aussi ferme. J'ai remplacé le coing par des pommes, dont le parfum complète celui des arbres de Noël. Je vous conseille d'utiliser uniquement des aiguilles de sapin ou d'épicéa car celles du pin ont un goût trop subtil pour l'acidité des pommes. Ce qui est intéressant avec la texture de ce membrillo, c'est que même une fois pris, il restera tendre grâce aux huiles contenues dans les aiguilles de votre arbre de Noël.

QUANTITÉ Pour un plat en verre de 15 cm

TEMPS DE PRÉPARATION 2 heures + 10 jours à 2 semaines de temps de prise

INGRÉDIENTS

1 kg de pommes (environ 10 pommes)
100 ml d'eau
40 g d'aiguilles de sapin ou d'épicéa
Sucre en poudre (environ 1 kg)
Le jus de 2 citrons

MARCHE À SUIVRE

Pelez les pommes dont vous aurez retiré les trognons, mettez-les dans une casserole. Ajoutez l'eau, portez à ébullition et laissez frémir pendant 30 minutes environ jusqu'à ce que les pommes soient très tendres.

Pendant ce temps, préparez les aiguilles (page 15). Mixez-les 3 secondes dans un robot.

Réduisez les pommes bouillies en purée, puis pesez-les.

Calculez le poids équivalent de sucre (environ 1 kg), ajoutez-le aux pommes dans la casserole et chauffez à feu moyen jusqu'à ce que le sucre se dissolve.

Ajoutez au mélange le jus des citrons et les aiguilles. Portez à ébullition pendant quelques secondes, en remuant continuellement pendant 30 minutes environ.

Avant que le membrillo commence à prendre vraiment, retirez le mélange du feu et passez-le afin de retirer les aiguilles. Remettez sur le feu le membrillo débarrassé de ses aiguilles, continuez à remuer pendant encore 30 minutes environ.

Vous saurez que votre membrillo est prêt lorsqu'il commence à se colorer en vert foncé ou rouge foncé (selon le type de pomme utilisé) et/ou quand le mélange se détache de la casserole et/ou quand une cuillère en bois y laisse une trace bien nette.

Préparez un plat en verre de 15 cm en le tapissant de papier sulfurisé, puis versez-y votre mélange. Enveloppez étroitement le plat dans un torchon afin de le rendre étanche à l'air, rangez-le dans un endroit sombre et frais pendant dix à quinze jours.

Une fois pris, le membrillo se conserve environ trois mois, à condition de rester bien enveloppé. Laissez-le à température ambiante. Lorsqu'il n'est plus enveloppé, vous pouvez le garder cinq jours au réfrigérateur.

Photo de la recette page suivante.

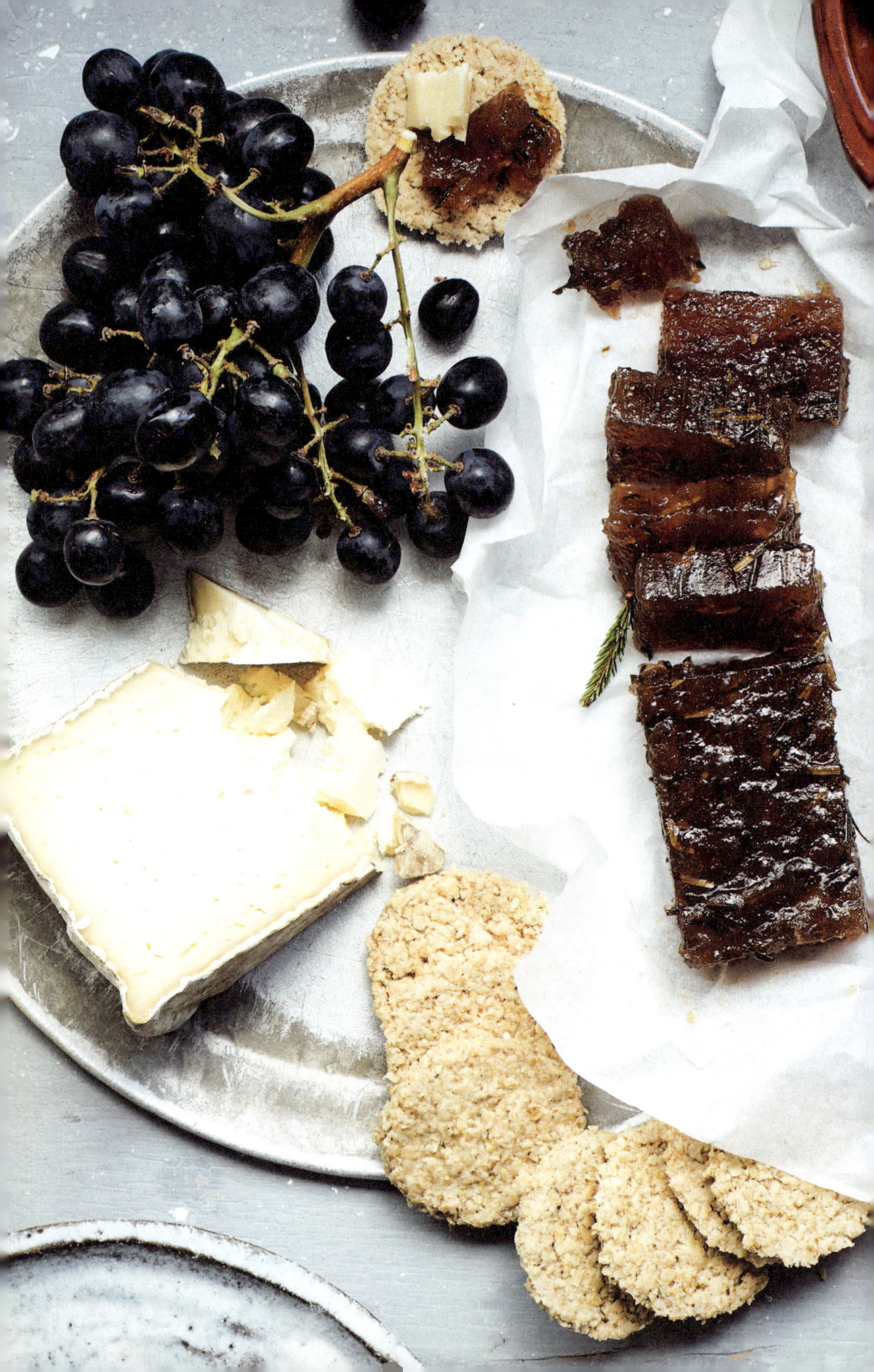

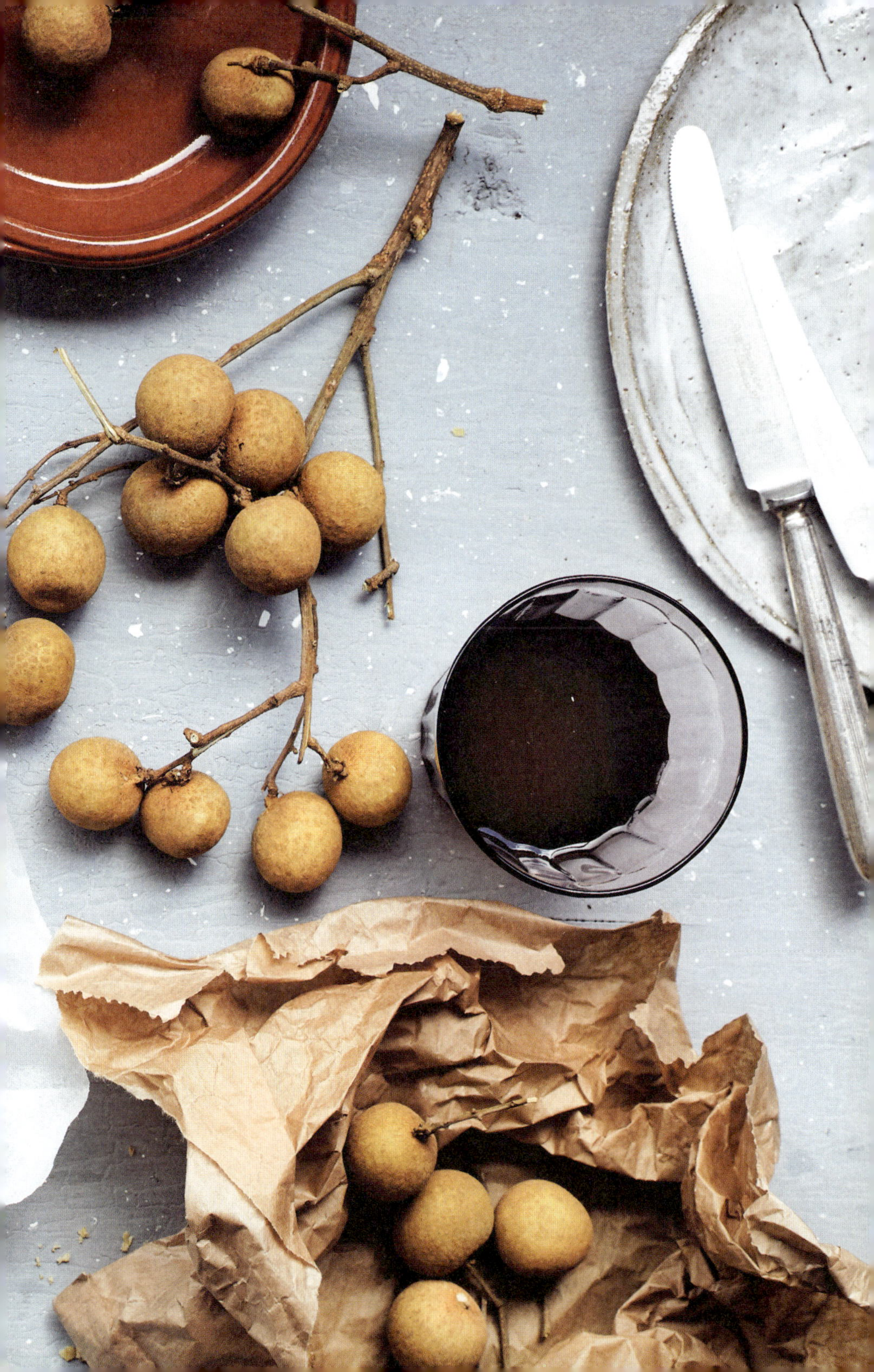

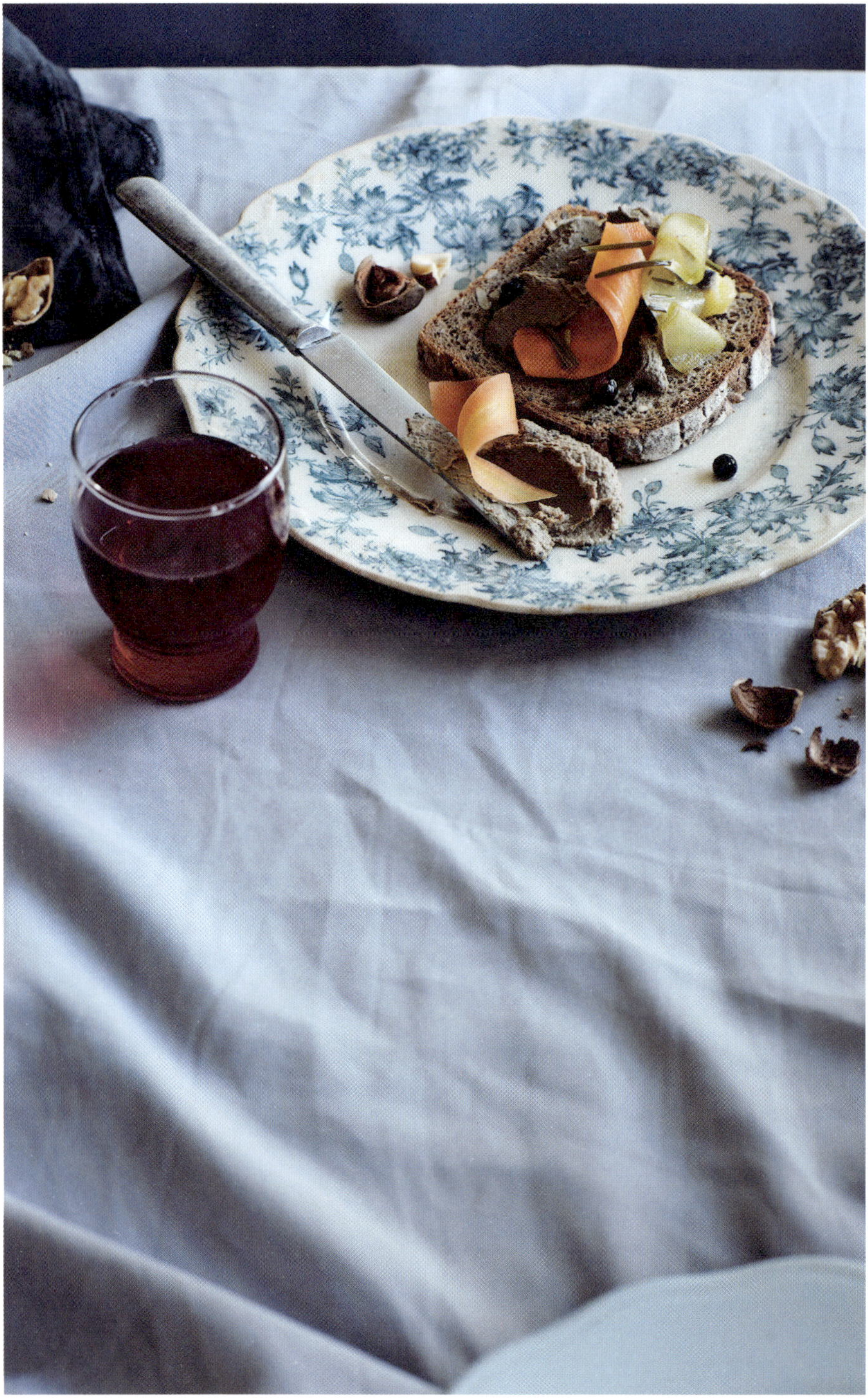

Pâté de foie de volaille au sloe gin

Le composant essentiel du gin est le genévrier, déjà cité dans ce livre comme alternative au sapin de Noël. Le parfum doux et floral du *sloe gin* se marie vraiment très bien avec la riche saveur du foie de poulet. Cette recette ne donnera pas un pâté aussi épais que celui que vous achetez dans le commerce car l'alcool a un effet diluant, mais vous pouvez y remédier en utilisant de la crème fraîche très épaisse.

QUANTITÉ Pour 4 personnes, en entrée

TEMPS DE PRÉPARATION 25 minutes

INGRÉDIENTS

- 250 g de beurre doux
- 1 oignon rouge, grossièrement haché
- 1 gousse d'ail hachée
- 3 grosses cuillerées à café de baies de genièvre
- 400 g de foies de poulet entiers
- 150 ml de crème fraîche épaisse
- 90 ml de gin de bonne qualité ou de *sloe gin*
- 1 poignée de feuilles de thym
- Du sel marin et du poivre moulu

MARCHE À SUIVRE

Faites revenir à la poêle, sur feu moyen, l'ail et l'oignon dans 50 g de beurre pendant 5 minutes environ.

Ajoutez 1 grosse cuillerée de baies de genièvre et tous les foies de poulet. Faites revenir 5 minutes de plus, jusqu'à ce que les foies prennent une couleur brune. Laissez ensuite les foies refroidir légèrement, puis mixez le tout dans un robot avec la crème fraîche et le gin afin d'obtenir un mélange onctueux.

Faites fondre le reste de beurre dans la poêle, avec les baies que vous n'avez pas encore utilisées. Ajoutez le thym, salez et poivrez généreusement.

Répartissez la préparation dans quatre petits ramequins en céramique, puis arrosez de beurre fondu.

Les pâtés se conserveront trois jours au réfrigérateur, trois mois au congélateur.

Pickles de prunes acides

Cette recette s'inspire du goût des *umeboshi* japonaises et rend hommage au prunier, le troisième des « trois amis de l'hiver » asiatiques. On prépare les *umeboshi* au mois de juin en salant les *ume* (prune/abricot japonais). C'est un processus très laborieux, et il n'est pas facile de trouver ces fruits en dehors du Japon. Aussi cette recette de pickles de prune acide en est-elle une variante très rapide, à réaliser avec n'importe quelle variété de prune.

QUANTITÉ 1 kg de pickle

TEMPS DE PRÉPARATION 20 minutes + 1 mois (2 semaines minimum) de macération

USTENSILES 1 grand bocal en verre avec couvercle

INGRÉDIENTS

- 500 ml de vinaigre de riz
- 25 g de sel marin
- 150 g de cassonade
- 500 g de prunes coupées en deux, dénoyautées
- 2 feuilles de laurier
- ½ cuillerée à café de graines de fenouil
- ½ cuillerée à café de graines d'anis
- 2 bâtons de cannelle
- ½ cuillerée à café de clous de girofle
- 1 cuillerée à café d'anis étoilé

MARCHE À SUIVRE

Dans une casserole, amenez à ébullition le vinaigre de riz, le sel et le sucre.

Disposez les prunes, les herbes et les épices au fond du bocal, puis versez le liquide par-dessus.

Fermez soigneusement le bocal. Retournez-le une fois tête en bas, très vite, afin d'éliminer l'excédent d'air. Laissez-le refroidir, puis placez-le au réfrigérateur.

Attendez au moins deux semaines avant d'ouvrir le bocal. Rangez-le dans un endroit sombre et frais. S'il n'a pas été ouvert, il se conservera six mois – plus les prunes macèrent longtemps, plus elles seront tendres.

Vous pourrez garder le bocal une semaine au réfrigérateur après l'avoir ouvert.

Confiture de cerise & genièvre

Bien que le genévrier, arbre à aiguilles persistantes et cousin du sapin de Noël comme nous le savons, ait une délicieuse saveur festive, cette confiture est géniale toute l'année, surtout en été à la saison des cerises. Parfaite sur un toast au petit déjeuner ou pour accompagner le fromage.

QUANTITÉ Pour un pot de 750 g

TEMPS DE PRÉPARATION 2 heures et 15 minutes

USTENSILES Pots de confiture (gelée) stérilisés avec couvercles

INGRÉDIENTS

- 600 g de cerises
- 300 ml d'eau
- 5 grosses cuillerées à café de baies de genièvre écrasées
- 450 g de sucre en poudre
- Le jus de 2 citrons

MARCHE À SUIVRE

Mettez les cerises, l'eau, les baies de genièvre, le sucre et le jus des citrons dans une casserole à fond épais, portez à ébullition.

Une fois que le mélange bout, baissez la température et laissez mijoter à feu doux jusqu'à ce que les cerises aient réduit et que toute l'eau se soit évaporée. Cela devrait prendre environ 2 heures.

Autre solution, vous pouvez utiliser un thermomètre à sucre pour faire votre confiture. Chauffez le mélange à 104 °C, puis maintenez-le 5 minutes à cette température.

Pendant ce temps, stérilisez le pot (page 15).

Une fois que votre confiture est prête, remplissez le pot à ras bord et fermez bien le couvercle. Retournez-le une fois tête en bas, rapidement, de façon à éliminer l'excédent d'air. Laissez refroidir. La confiture se conservera jusqu'à six mois dans un pot qui n'a pas été ouvert. Sinon, vous pouvez le garder une semaine au réfrigérateur.

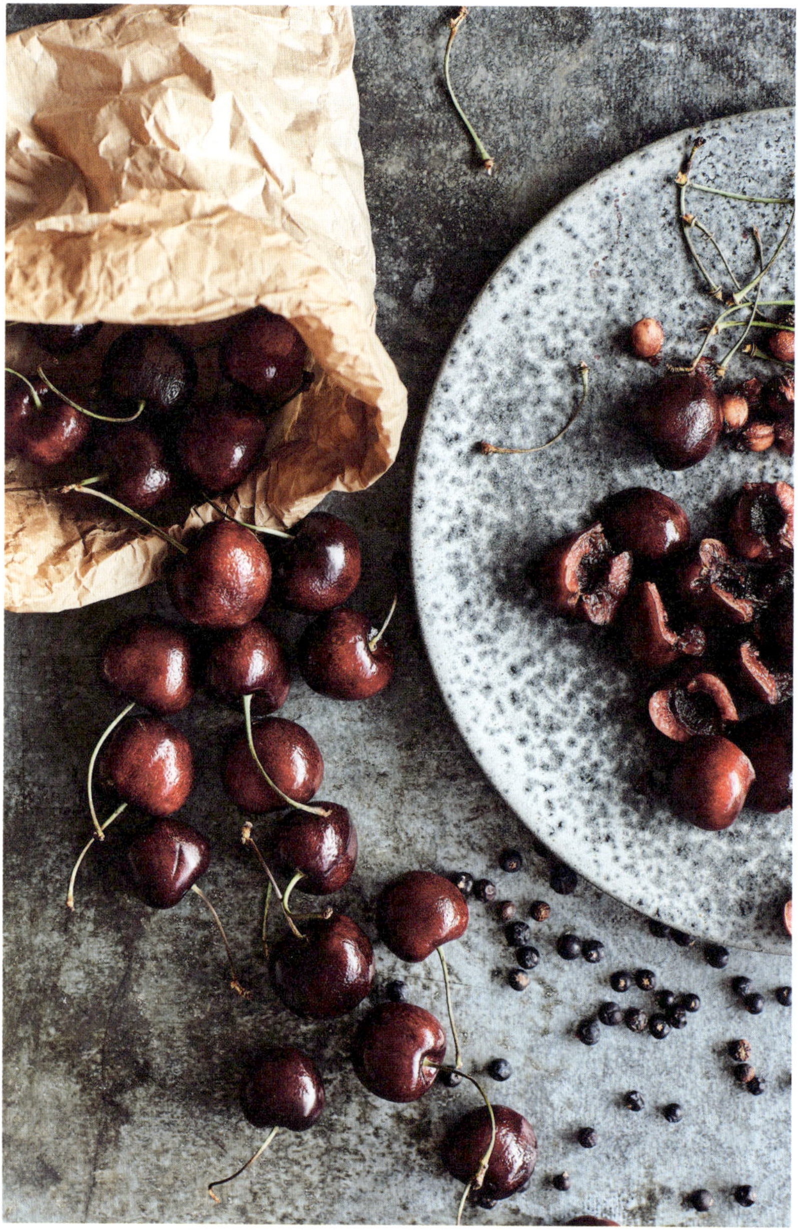

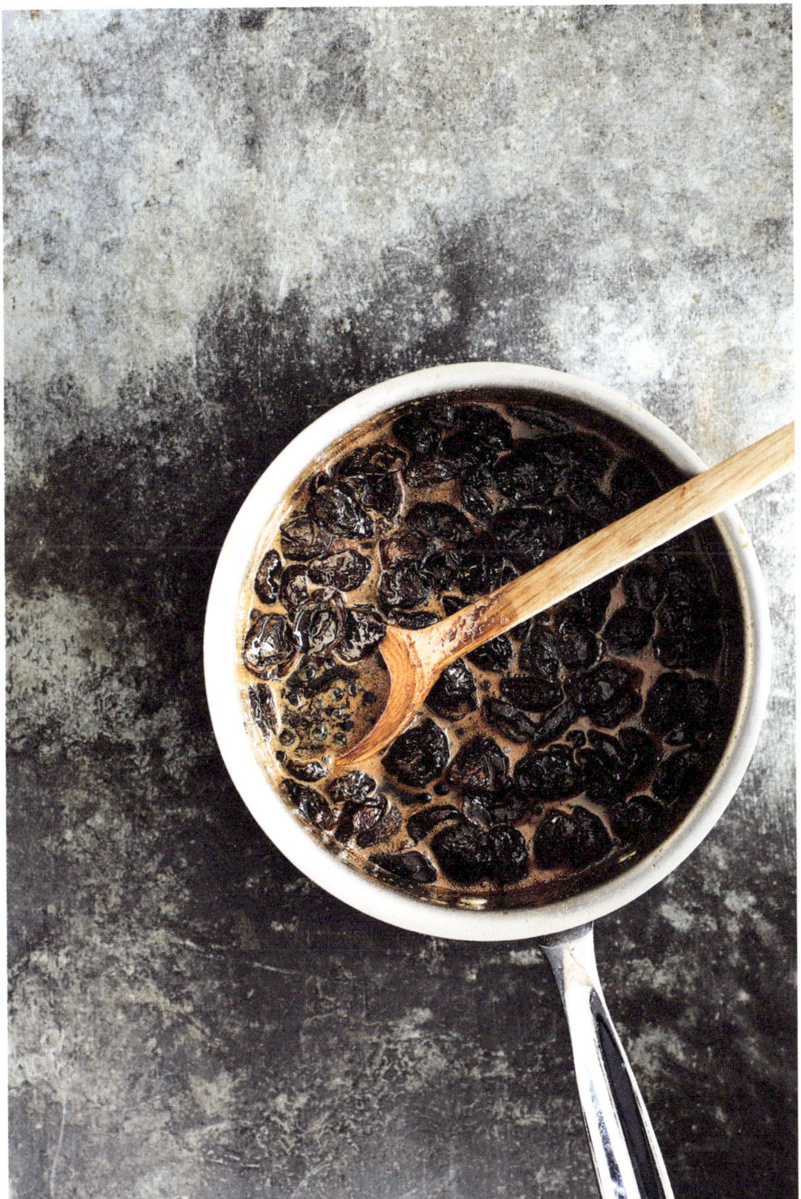

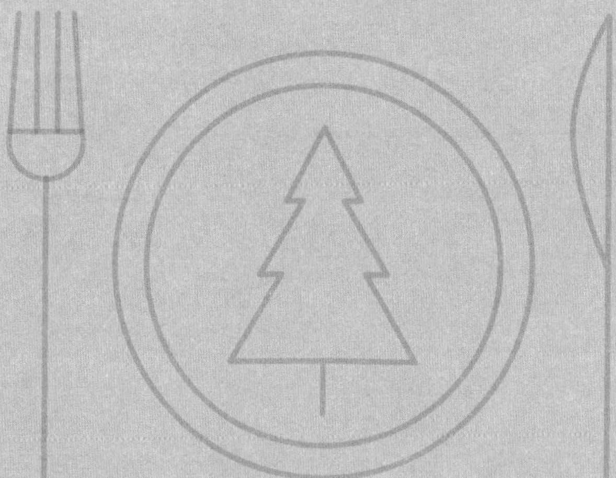

Plats de fêtes

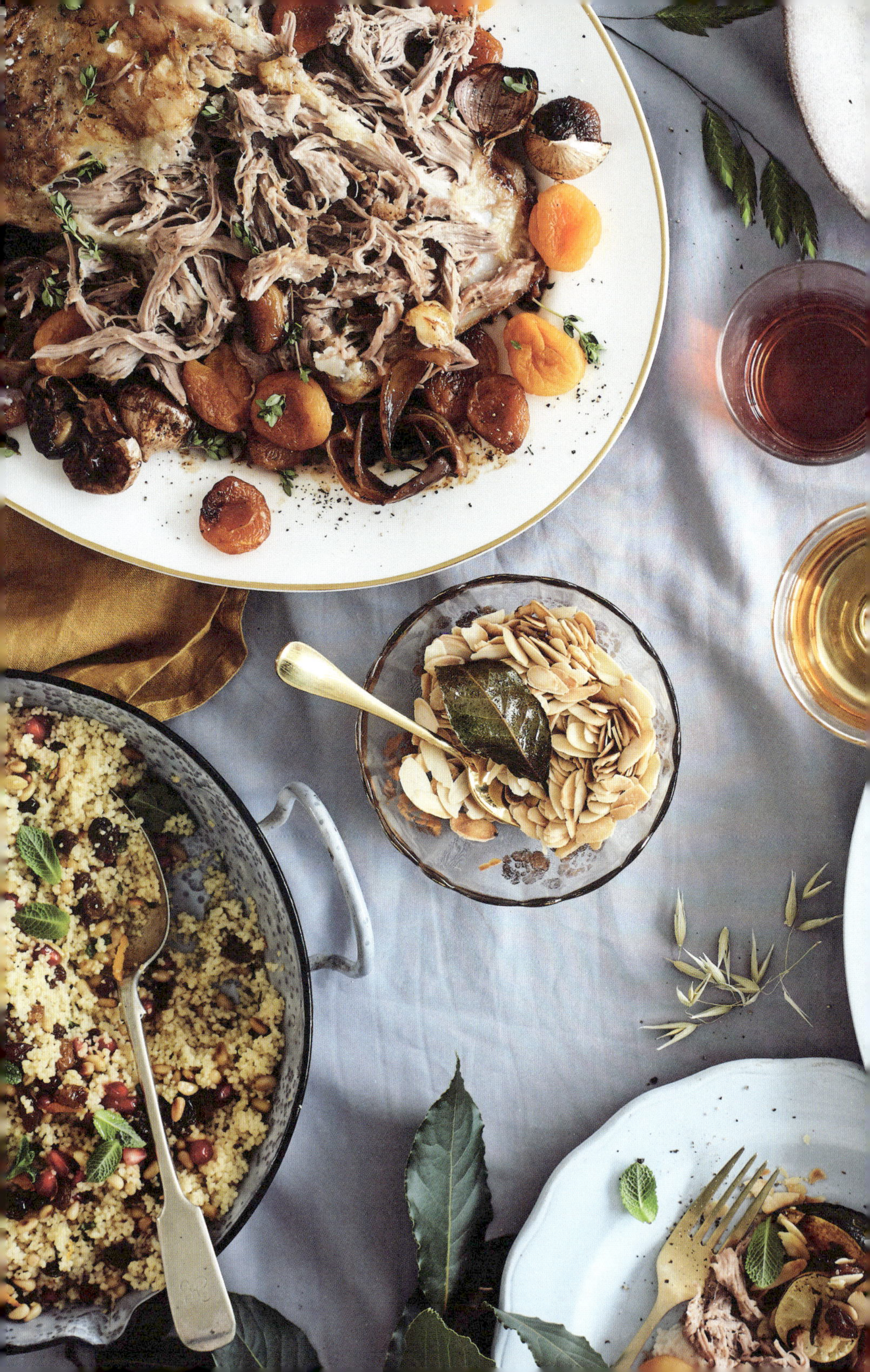

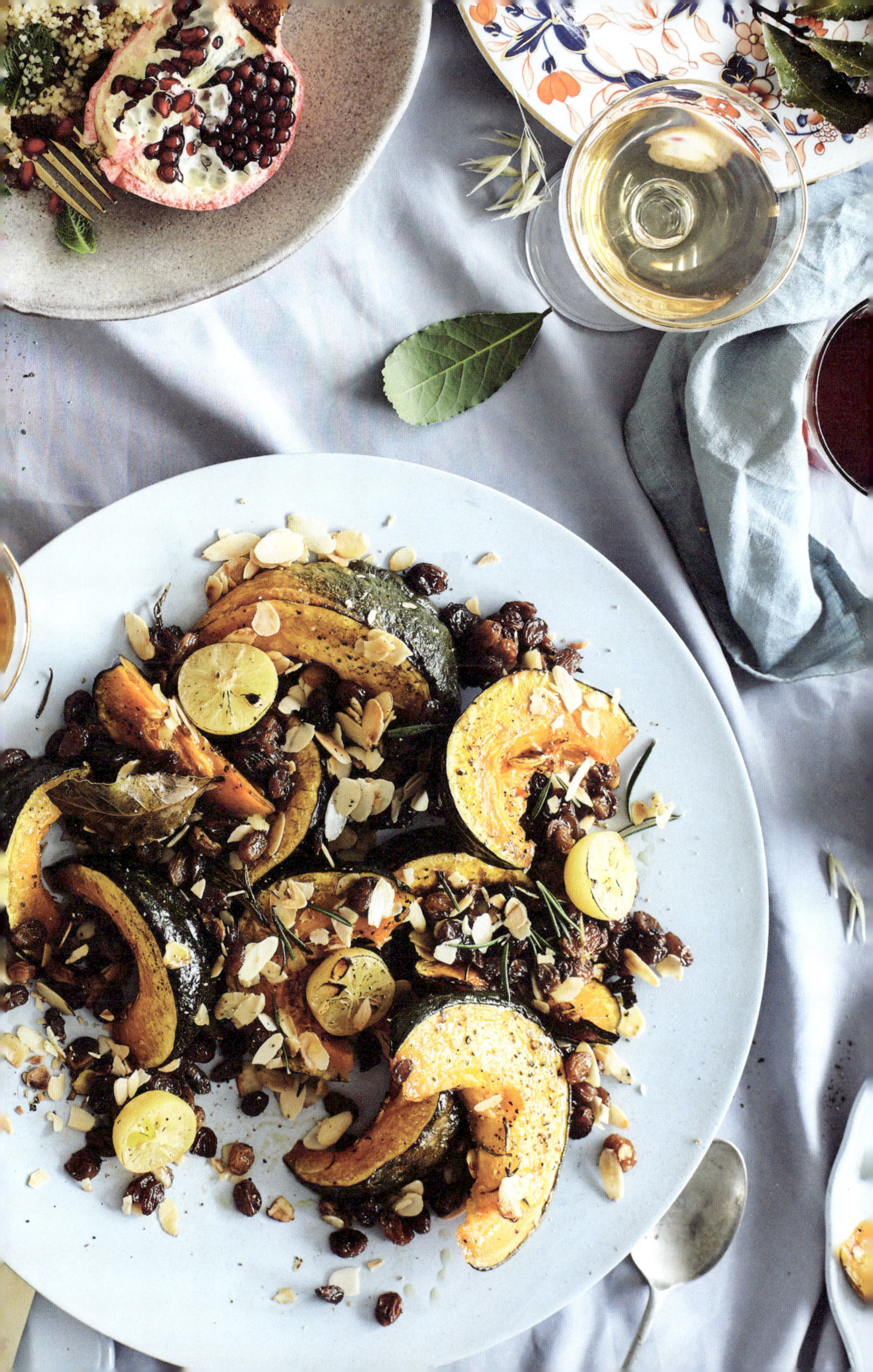

Effiloché d'agneau

au gin, thym & abricots marinés

La saveur florale du genièvre se marie très bien avec la douceur des abricots. Ce plat facile à préparer exige juste un bon assaisonnement et assez de patience pour faire cuire l'agneau pendant 8 heures, jusqu'à ce que la viande se détache de l'os. Lorsque vous l'achetez, vérifiez auprès de votre boucher que l'animal provient d'un élevage responsable – achetez la meilleure qualité possible. Le jacquier est un remarquable substitut végétal à l'agneau car il se « défait » très bien.

QUANTITÉ Pour 10 personnes, en plat principal

TEMPS DE PRÉPARATION 20 minutes + 1 nuit de macération + 7-8 heures de cuisson

INGRÉDIENTS

- 300 g d'abricots
- 1 bouteille de très bon gin
- 1,5 kg d'épaule d'agneau ou de jacquier
- 2 oignons
- 3 gousses d'ail
- 1 bouquet de thym
- sel marin et poivre noir
- 500 ml d'eau
- 150 g de beurre doux
- Beaucoup d'huile d'olive
- Courge au retsina (page suivante), en accompagnement

MARCHE À SUIVRE

Dans un saladier, recouvrez les abricots avec 375 ml de gin et laissez macérer toute la nuit. Le lendemain, préchauffez le four à 180 °C.

Disposez l'agneau dans un grand plat, ajoutez les oignons, l'ail, la moitié du bouquet de thym et assaisonnez. Ajoutez l'eau, couvrez avec du papier aluminium puis enfournez 4 heures jusqu'à ce que la viande commence à se détacher de l'os.

Ajoutez alors à l'épaule rôtie le beurre, une bonne rasade de gin et le reste du thym. Baissez la température à 140 °C. Remettez le plat au four 3 à 4 heures en mélangeant toutes les heures afin que la graisse soit également répartie. Ajoutez les abricots marinés environ 20 minutes avant la fin de la cuisson afin qu'ils se réchauffent sans brûler.

Lorsque la viande se défait, ajoutez de l'huile d'olive, une goutte de gin. Servez avec la courge au retsina.

Courge au retsina

citrons confits, raisins de Smyrne & romarin

Le retsina est un vin sec infusé à la résine de pin d'Alep pour l'adoucir. Les Grecs utilisent ce procédé depuis l'Antiquité.

QUANTITÉ Pour 4 personnes, en plat principal

TEMPS DE PRÉPARATION 40 minutes + 1 nuit de macération

INGRÉDIENTS

- 200 g de raisins secs blonds
- 1 bouteille de retsina
- 2 grosses courges de saison
- 1 bouquet de romarin
- sel marin et poivre noir fraîchement moulu
- huile d'olive
- 200 g d'amandes effilées
- 200 g de citron confit
- Effiloché d'agneau au gin (page précédente) ou couscous aux pignons de pin (page 68), en accompagnement

MARCHE À SUIVRE

Recouvrez les raisins secs de 300 ml de retsina, laissez tremper toute la nuit. Le lendemain, préchauffez le four à 200 °C.

Coupez les courges en morceaux de 4 cm d'épaisseur, sans enlever la peau. Disposez-les dans un grand plat avec le romarin, assaisonnez bien, et arrosez d'un filet d'huile d'olive. Faites cuire au four, sans couvrir, pendant 20 minutes, jusqu'à ce qu'elles soient tendres.

Pendant ce temps, faites griller les amandes à sec dans une poêle, juste pour les brunir.

Ajoutez à la courge les raisins marinés et filtrés, les citrons confits et les amandes grillées puis laissez encore cuire 15 minutes.

À la fin de la cuisson, rajoutez un soupçon de retsina et un filet d'huile d'olive. Servez chaud avec un effiloché d'agneau au gin ou un couscous aux pignons de pin.

Voir, page précédente, les photos de la recette.

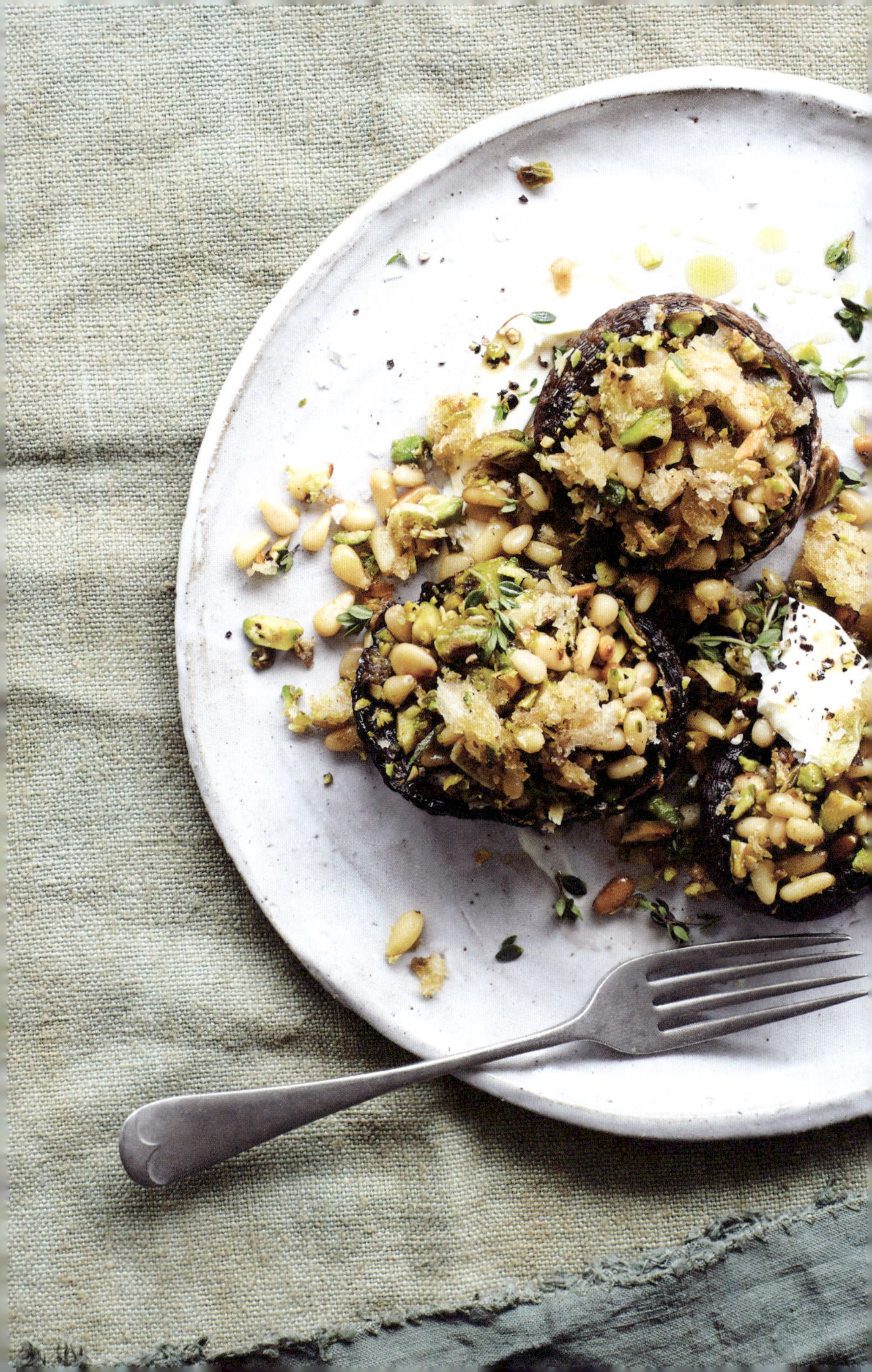

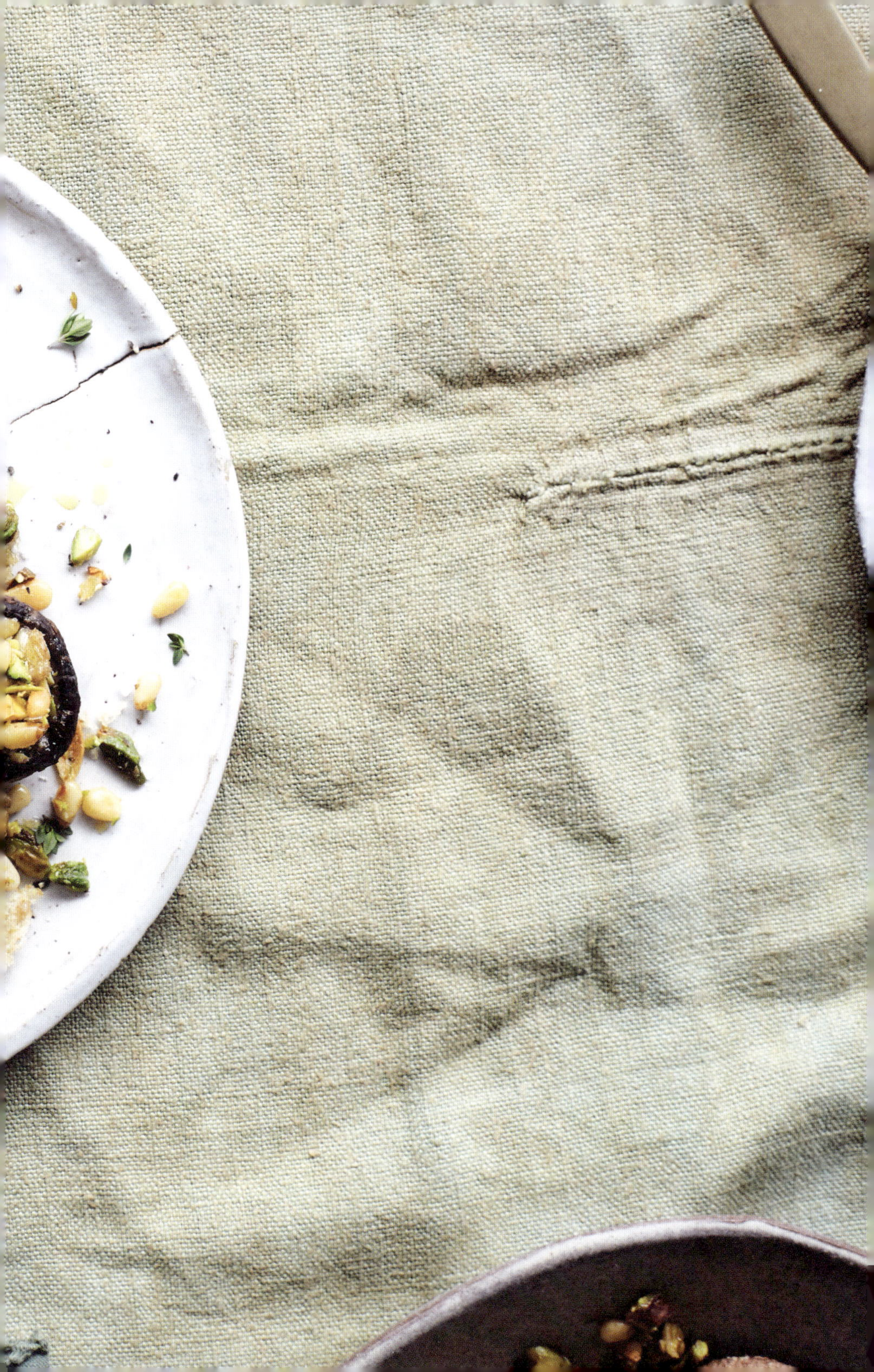

Couscous aux pignons de pin

grenades, oranges & menthe

Il n'y a rien de plus triste qu'un couscous aromatisé chichement. L'acidité de la grenade se marie très bien à l'onctuosité des pignons de pin. Ce plat accompagne magnifiquement une viande ou des légumes, et s'accorde particulièrement bien avec la recette des champignons aux pignons de pin et au levain de la page suivante.

QUANTITÉ Pour 10 personnes, en accompagnement

TEMPS DE PRÉPARATION 15 minutes + 1 nuit de macération

INGRÉDIENTS

Les graines de 2 grenades
150 g de raisins secs blonds
Le jus de 2 oranges
Le zeste d'1 orange
500 g de couscous
1 cube de bouillon de légumes
100 ml d'huile d'olive ou de beurre végétal
2 bouquets de menthe hachée
200 g de pignons de pin

MARCHE À SUIVRE

Recouvrez les graines de grenade et les raisins secs de jus d'orange (et du jus des grenades si vous avez pu le sauver), laissez tremper toute la nuit.

Le lendemain, versez le couscous dans une casserole, posez dessus le cube de bouillon de légumes.

Mouillez le couscous avec deux fois son volume d'eau bouillante, puis couvrez.

Au bout de 15 minutes, l'eau devrait avoir été absorbée par le couscous. Sinon, remuez et attendez quelques minutes de plus.

Ajoutez l'huile d'olive et le zeste d'orange au couscous, puis faites-le gonfler à la fourchette en vous assurant que le bouillon de légumes et l'huile se sont bien mélangés à la semoule.

Ajoutez la menthe hachée, les fruits imbibés de jus d'orange et les pignons de pin. Mélangez le tout et servez aussitôt.

Champignons farcis
aux pignons de pin, pistaches & levain

Les pignons de pin étant très faciles à trouver, cette recette peut être réalisée à n'importe quelle période de l'année. En outre, c'est une excellente façon d'utiliser les restes de pain.

QUANTITÉ Pour 2 personnes, en plat principal, ou 4 personnes, en accompagnement

TEMPS DE PRÉPARATION 35 minutes

INGRÉDIENTS

- 120 g de pignons de pin
- 100 g de pain au levain en miettes
- 200 g de pistaches concassées
- 120 ml d'huile d'olive ou de beurre végétal à température ambiante
- 2 petites gousses d'ail hachées
- 800 g de champignons (pouvant être farcis) sans la queue
- Sel marin et poivre noir fraîchement moulu

MARCHE À SUIVRE

Faites revenir légèrement les pignons de pin et les miettes de pain dans une poêle, sans matière grasse.

Mélangez les pistaches, les pignons de pin, les miettes de pain, l'huile d'olive ou le beurre et l'ail dans un saladier.

Disposez dans un plat passant au four les têtes de champignons, côté creux vers le haut. Remplissez chacune d'une quantité égale de mélange pain/pignons. Salez et poivrez.

Faites griller au four les champignons farcis pendant 20 minutes jusqu'à ce que les pignons deviennent bruns et le pain croustillant. Servez aussitôt.

Voir, page précédente, la photo de la recette.

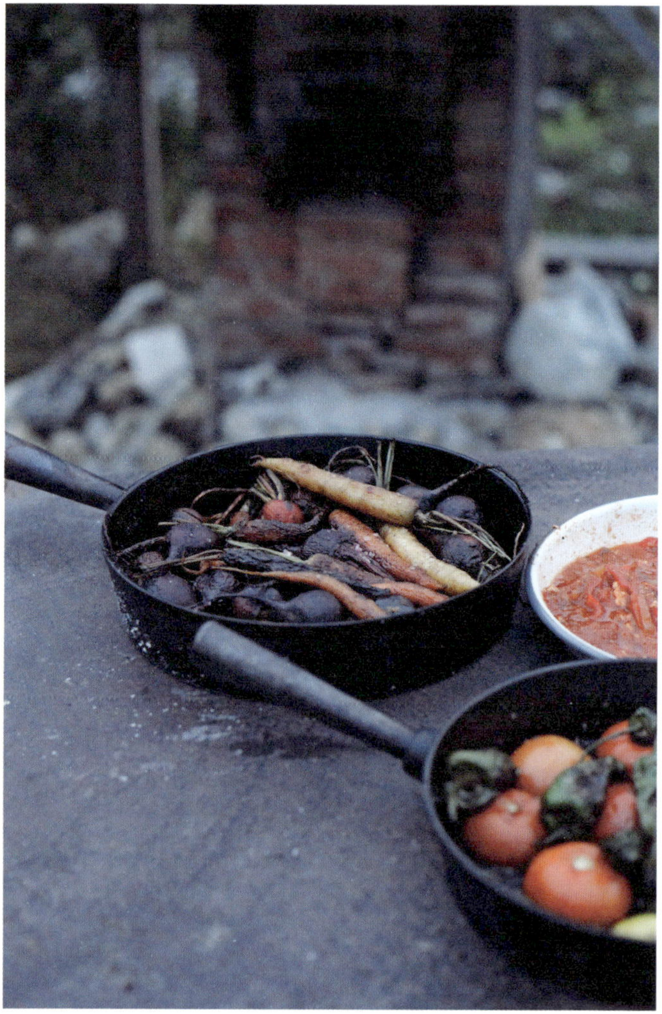

Cendre de sapin de Noël

La cendre s'utilise en cuisine dans le monde entier, et connaît en ce moment son heure de gloire grâce aux chefs de quelques grands restaurants comme le Noma de Copenhague. La découverte de la cendre de sapin de Noël – obtenue en incinérant des branches dans un four – a été pour moi une révélation. Facile à faire, la cendre est un ingrédient à l'arôme intéressant que l'on peut conserver, et employer avec toutes sortes de choses.

QUANTITÉ Pour remplir un petit récipient hermétique d'environ 12 x 17 cm

TEMPS DE PRÉPARATION 35 minutes

USTENSILES Une plaque de four et une grille de refroidissement

INGRÉDIENTS

- 1 grosse poignée de branches de sapin de Noël

MARCHE À SUIVRE

Préchauffez le four, au maximum de sa chaleur.

Lavez soigneusement les branches de votre sapin.

Placez les branches sur une plaque de cuisson, faites-les cuire jusqu'à ce qu'elles soient entièrement brûlées.

Éteignez le four, puis laissez-les refroidir.

Mixez les branches dans un robot jusqu'à ce qu'elles se transforment en une poudre fine.

Transvasez dans un récipient hermétique ; rangez-le dans un endroit sombre et frais. La cendre se conserve environ six mois.

Chou-fleur à la cendre brûlée

Le chou-fleur musqué est assez corsé pour supporter la saveur aromatique et huileuse du beurre à la cendre de pin ainsi que sa texture croustillante et son goût fumé, grillé.

QUANTITÉ Pour 4 personnes, en plat principal

TEMPS DE PRÉPARATION 1 heure

INGRÉDIENTS

- 2 gros choux-fleurs sans leurs feuilles
- 1 cuillerée à soupe de cendre de sapin de Noël (page 71)
- 150 g de beurre doux ramolli
- 1 pincée de sel et de poivre noir
- Couscous aux pignons de pins (page 68) ou tzatziki ou yaourt

MARCHE À SUIVRE

Faites cuire le chou-fleur à la vapeur pendant 30 minutes jusqu'à ce qu'il soit tendre.

Pendant ce temps, ajoutez 1 cuillerée à soupe de cendre de sapin de Noël au beurre.

Coupez le chou-fleur en tranches de 2,5 cm d'épaisseur puis faites fondre le beurre dans une grande poêle.

Faites revenir le chou-fleur dans le beurre cendré jusqu'à ce qu'il noircisse un peu. Vous aurez peut-être besoin de deux poêles, ou de procéder en deux temps en conservant la première fournée au chaud.

Goûtez et assaisonnez. Servez avec du couscous aux pignons de pin et une bonne cuillérée de tzatziki ou de yaourt.

Légumes cuits à la cendre

Vous pouvez utiliser les légumes de saison de votre choix, mais la saveur terreuse de la cendre de pin associée à des légumes racines donne un plat vraiment très festif.

QUANTITÉ Pour 4 personnes, en accompagnement

TEMPS DE PRÉPARATION 50 minutes

USTENSILES Papier aluminium

INGRÉDIENTS

- 500 g de légumes racines tels que céleri-rave, panais, betterave, ou un mélange
- 3 cuillerées à soupe rases de cendre de sapin de Noël (page 71)
- 1 poignée de feuilles de thym
- Sel, poivre noir fraîchement moulu
- 1 filet d'huile d'olive
- 120 ml d'eau

MARCHE À SUIVRE Préchauffez le four à 200 °C.

Hachez les légumes en petits cubes de 1 cm, placez-les dans une cocotte, assaisonnez avec une bonne dose de cendre de sapin de Noël, thym, sel, poivre, un filet généreux d'huile d'olive et l'eau.

Couvrez la cocotte de papier alu, puis enfournez pendant 45 minutes jusqu'à ce que les légumes soient tendres à l'intérieur et croustillants à l'extérieur. Servez chaud.

Glaçage à la cendre & au miel

Ce glaçage à la cendre est un ingrédient culinaire très polyvalent. On peut l'appliquer généreusement sur la viande, le poisson, les légumes ou même les pâtisseries, pour obtenir une saveur sucrée, terreuse et fumée.

QUANTITÉ Pour 400 g de glaçage

TEMPS DE PRÉPARATION 15 minutes + 2 heures, le temps qu'il durcisse

INGRÉDIENTS

- 70 g de miel
- 50 ml d'eau
- 2 grosses cuillerées à café de cendre de sapin de Noël (page 71)

MARCHE À SUIVRE

Faites chauffer le miel, l'eau et la cendre de sapin de Noël dans une petite casserole jusqu'à ébullition.

Laissez le glaçage refroidir, puis placez-le au réfrigérateur pendant environ 2 heures pour qu'il épaississe.

Badigeonnez ce glaçage sur des légumes, de la viande ou du poisson avant ou pendant la cuisson. Vous pouvez l'utiliser sur des pâtisseries, comme les brioches à la cannelle, immédiatement après les avoir retirées du four.

Poisson fumé au sapin de Noël

Pour fumer du poisson à chaud dans un four, il faut procéder par étapes, mais ce n'est pas compliqué. Cabillaud, merlu et aiglefin se fument très bien ; vous pouvez aussi essayer de fumer des fruits de mer comme les moules ou les crevettes. Servez avec des jeunes choux, tel le choy sum, un peu de jus de citron et de l'huile d'olive.

QUANTITÉ Pour 2 personnes, en plat principal

TEMPS DE PRÉPARATION 2 heures ou 1 nuit de macération + 2 h 30 de préparation et de fumage

USTENSILES Une passoire métallique ou un couvercle perforé, une cocotte dans laquelle peut tenir la passoire, et un couvercle qui s'adapte à la passoire

INGRÉDIENTS

- 500 ml d'eau
- 2 grosses cuillerées à soupe de sucre en poudre
- 50 g de sel marin
- Le zeste et le jus d'1 citron
- Le zeste et le jus d'1 orange
- 1 grosse cuillerée à café de baies de genièvre écrasées
- 400 g de poisson ou de tofu
- Beaucoup de branches de sapin de Noël

MARCHE À SUIVRE

Préparez une saumure avec l'eau, le sucre, le sel, les jus et zestes de citron et d'orange, les baies de genièvre. Ajoutez le poisson ou le tofu, laissez macérer dans un récipient hermétique pendant au moins 2 heures (ou toute une nuit) au réfrigérateur.

Tassez les branches de sapin de Noël au fond de la cocotte, puis faites-les chauffer jusqu'à ce qu'elles commencent à noircir. Une fois qu'elles ont noirci, enlevez-les et doublez la cocotte de papier alu. Remettez les branches sur le papier alu, refermez la cocotte afin qu'aucun arôme ne s'en échappe.

Mettez alors le poisson ou le tofu mariné dans la passoire. Placez maintenant le tout à l'intérieur de la cocotte et refermez. Réglez la chaleur de cuisson au maximum pour que les branches recommencent à fumer. Une fois qu'elles fument vraiment beaucoup, baissez à feu doux et laissez infuser pendant 2 heures.

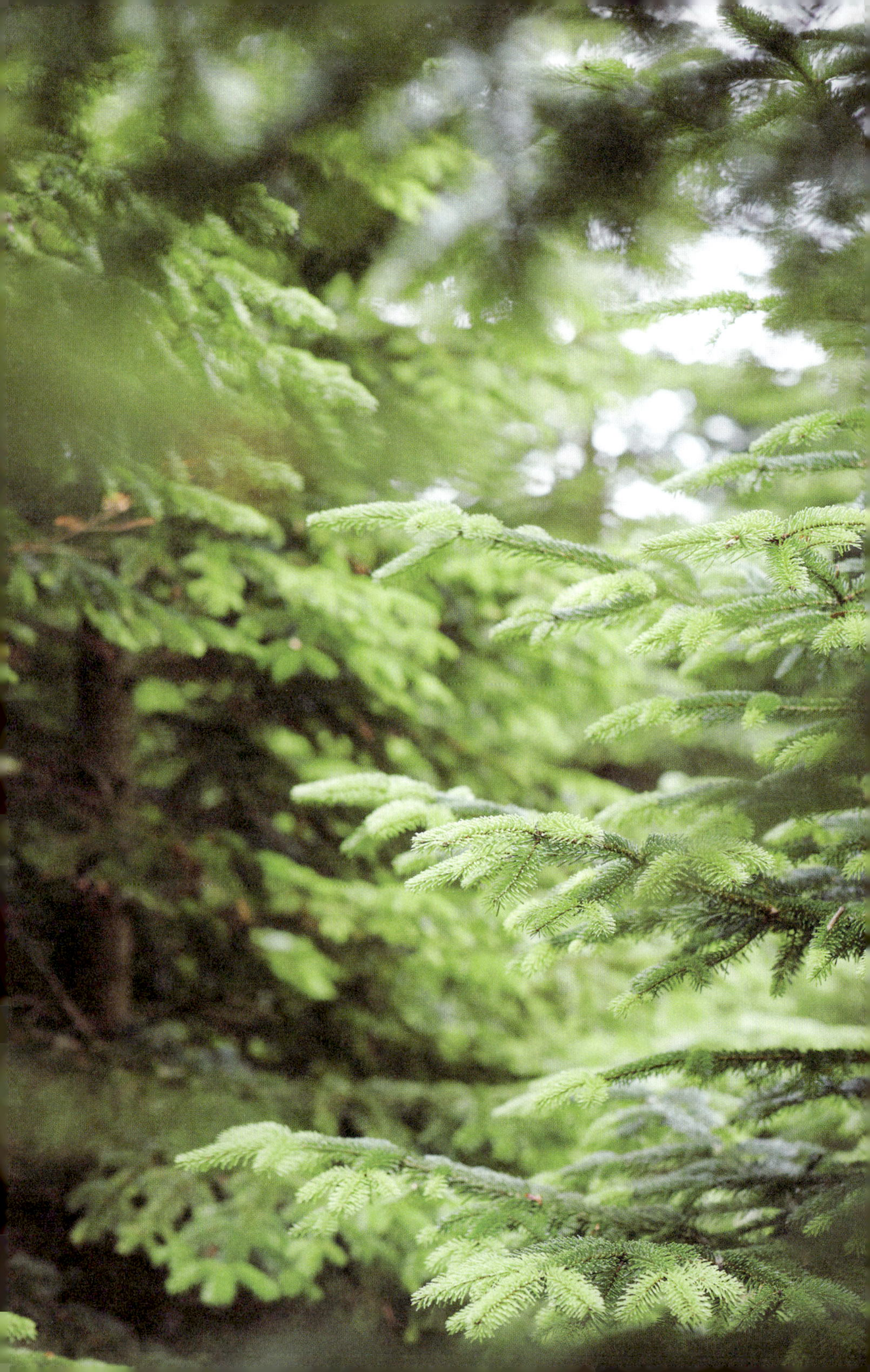

Le parfum du pin

Par Julia Georgallis

Promenade dans les bois.

Flânerie en lisière d'un bois par une froide matinée d'hiver, bonnet enfoncé sur la tête, écharpe enroulée autour du cou, chien sur les talons, branches et brindilles saupoudrées de neige. Traversée d'une forêt en été, rayons de lumière jouant entre les arbres, retour d'une balade sur la plage, un peu brûlée par le soleil, contente de trouver l'ombre des feuilles. Marche dans la jungle, en écartant les branches qui s'étirent vers le bas, vers le haut, de tous les côtés dans les fourrés à la recherche du sol...

Voilà quelques souvenirs de moments de plaisir liés aux arbres : bois, forêts, jungles, parcs, buissons, bosquets. Marcher au milieu des arbres est peut-être l'un des luxes les plus simples que l'on peut s'offrir, le plus souvent seulement lorsqu'on a assez de temps devant soi. Les forêts demandent qu'on leur consacre du temps, parce qu'elles en sont l'œuvre. Pour un arbre, cette notion est totalement différente de ce qu'elle est pour l'homme. L'arbre moyen (bien qu'en réalité cela n'existe pas, pas plus qu'il n'existe d'humain moyen) vit au moins 400 ans. En fait, un arbre n'est pas réellement considéré comme adulte avant d'avoir au moins 150 ans[1]. Pas étonnant, donc, qu'ils nous poussent si facilement à ralentir.

Est-ce à cause de leur lenteur que les arbres nous procurent un tel sentiment de calme, ou est-ce dû à autre chose ? Leur taille, par exemple, nous apaise. Le bruissement des feuilles et la pénombre de la forêt nous imposent souvent le silence. Sur un plan physique, la forêt satisfait nos besoins les plus fondamentaux : nourriture, abri, matériaux. Sur un plan métaphysique, elle nous rend humbles, nous donne de la profondeur, et enflamme la créativité, présente partout, en poésie, littérature, religion et croyances, musique et danse – lieu de magie et de profonde contemplation, complice du rituel. Mais la plus grande magie des arbres (comme toutes les plantes et fleurs d'ailleurs) vient de leur odeur. Les arômes des arbres et des plantes peuvent être tonifiants, inspirants, curatifs et beaucoup d'autres choses encore. L'aromathérapeute Julia Lawless écrit : « Depuis les temps les plus anciens, on utilise les herbes médicinales en amulettes pour protéger contre les mauvais esprits ou pour porter chance, on brûle traditionnellement de l'encens dans les cérémonies religieuses ou rituelles afin d'aider l'esprit à voyager vers d'autres dimensions ; les parfums ont été créés pour charmer les futurs amants, et le pouvoir des huiles essentielles a longtemps été associé à l'alchimie et à la quête d'un "élixir de longue vie"... »[2]

L'aromathérapie se pratique depuis des siècles. Il y a de la magie dans les essences aromatiques, elles nous donnent du pouvoir, quelque chose qui nous dépasse, nous lie à un monde immatériel. Nous sentons les odeurs sans pouvoir les voir, de la même manière que nous sentons mais ne pouvons voir nos âmes, nos sentiments, nos pensées. Le parfum était vu comme ayant un pouvoir si puissant à l'époque de la naissance du christianisme qu'il fut interdit : « ... aux yeux de l'Église, le corps humain et ses instincts naturels devaient être considérés avec méfiance et répulsion et, comme le parfum et l'encens stimulaient les sens et pouvaient servir à intensifier le plaisir sensuel, ils furent écartés... »[3]

Au cours de l'histoire, les essences eurent pléthore de fonctions différentes : l'encens pour les rituels, le cèdre pour la sensualité, la lavande pour la relaxation, etc. Mais c'est l'odeur du pin qui a le mieux résisté au temps, utilisée partout, depuis les rituels du soleil aux parfums d'ambiance, dans ces petits sapins de Noël qui se balancent au-dessus du tableau de bord de milliers de voitures. «Odeur du pin, tu sais comment je me sens »[4] chante Nina Simone. Les odeurs de conifères – pin, épicéa, sapin et genévrier – sont stimulantes et régénératrices. Cela grâce à leurs composés chimiques, en particulier ceux du *Pinus sylvestris*, qui stimulent «le cortex surrénal et [sont] un excellent antiseptique pulmonaire »[5] – elles clarifient le cerveau et les poumons. Le parfum du pin produit également « un effet stimulant sur la circulation »[6] en activant le sang à travers notre corps et en augmentant notre énergie. C'est l'archétype de l'odeur « propre » associée à la purification et à l'hygiène. Comme si le nez humain le savait, c'est un fait scientifique prouvé. Les forêts de conifères désinfectent l'air autour d'elles ; les aiguilles de pin et d'épicéa contiennent un antibiotique naturel[7].

Science mise à part, il est difficile de ne pas aimer l'odeur du pin et des conifères en général. Pour beaucoup, cette fragrance pénétrante évoque les grands espaces, la nature vierge, un sentiment d'infini qui permet à nos esprits de s'envoler. L'expérience influence notre lien avec l'odeur du pin. Notre sens olfactif complexe est lié à notre système nerveux central. Lorsque nous sentons quelque chose, « il se produit un contact direct entre les molécules de cette odeur et nos propres récepteurs – c'est une rencontre intime ou essentielle »[8]. L'odeur, par conséquent, est subjective et personnelle ; elle nous transporte souvent en mille endroits différents à l'intérieur de nous-mêmes, faisant jaillir des souvenirs enfouis profondément entre le nez et le cerveau. Dans ce cas précis, à un moment où a eu lieu l'expérience de l'odeur revigorante du pin : le plaisir de marcher en montagne à l'air pur ou le réconfort d'une forêt de pins après le chaud soleil d'une île méditerranéenne.

Une de mes expériences les plus récentes liée au parfum des conifères est une visite dans une ferme de sapins de Noël à High Easter, dans l'Essex, en décembre – une route vide, un cerf au

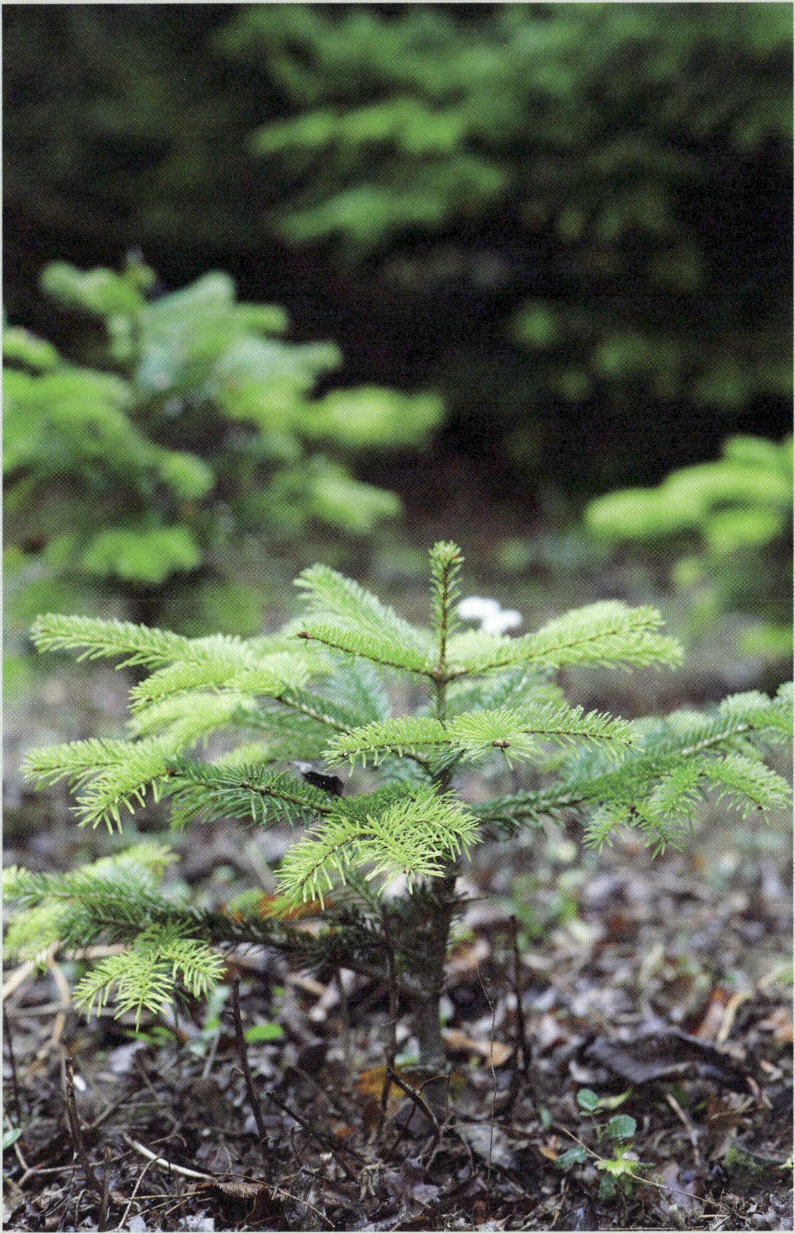

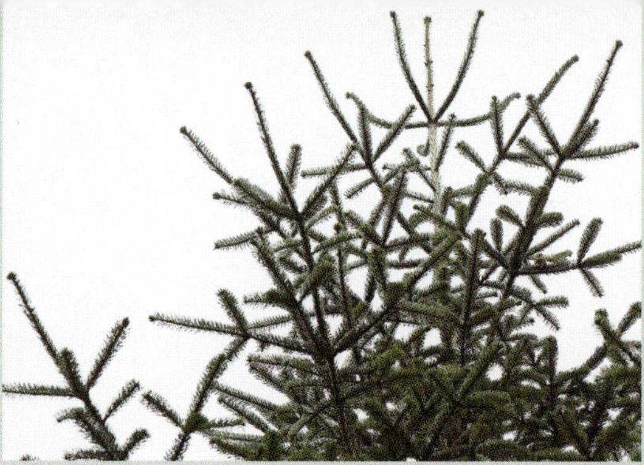

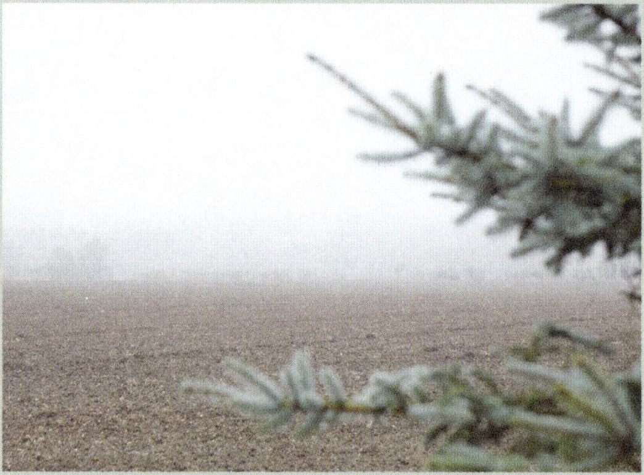

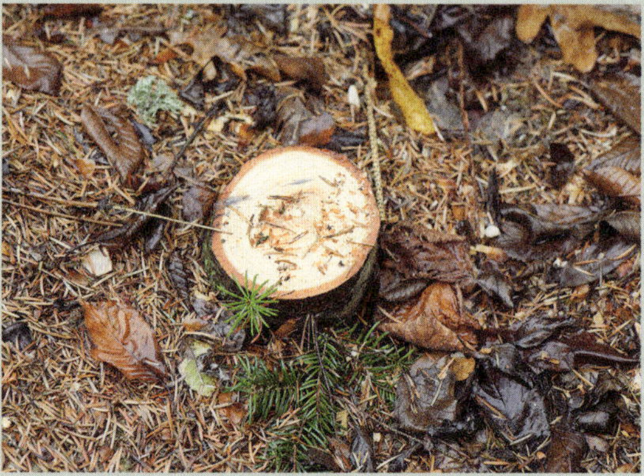

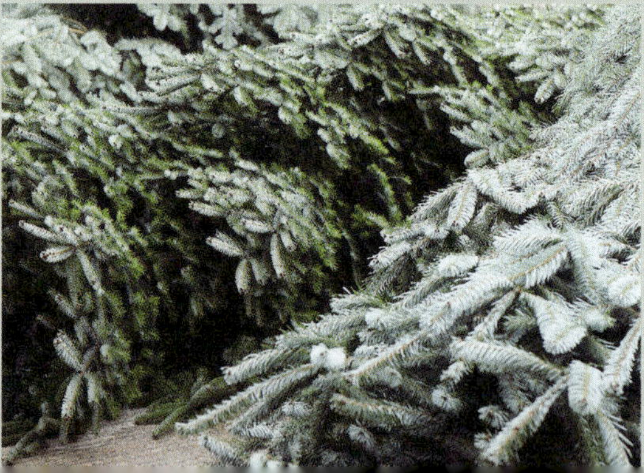

regard plein de curiosité dans un champ, un bas soleil d'hiver. Au moment où la portière de la voiture s'est ouverte, l'odeur qui m'a frappée était intense : les parfums mélangés d'un grand nombre d'arbres combinés à ceux de l'air froid, de la boue, de l'hiver. Quand je suis retournée dans cette ferme quelques mois plus tard, l'odeur en était très différente car aux extrémités de tous les arbres poussaient de nouvelles branches d'un vert vif. Le parfum était plus doux, un peu comme celui de l'herbe fraîchement coupée. Je savais que le parfum des fleurs change – plus fort la nuit ou le matin de bonne heure chez certaines, plus fort au printemps chez d'autres – mais c'était la première fois que je remarquais ce changement chez des arbres, considérés comme passifs. Or les arbres ne sont pas du tout passifs. Il est aujourd'hui largement admis qu'ils possèdent ce qu'on pourrait comparer à un cerveau. Ils perçoivent. Ils pensent. Ils voient. Ils savent même compter[9] ! Et, comme nous, ils communiquent. Un de leurs moyens de communication passe par l'odeur. Pour encourager les pollinisateurs, les arbres, comme les fleurs, émettent des odeurs qui attirent les abeilles et les oiseaux. Si un prédateur se pose sur une branche et lance une attaque, les arbres peuvent émettre une senteur qui repoussera l'hôte indésirable et signalera aux autres arbres cette incursion[10]. Les humains, de bien des manières, sont des prédateurs pour l'arbre. Se pourrait-il, alors, que le parfum de la forêt ne soit pas une odeur agréable dont les humains bénéficient, mais en réalité un signal de détresse alertant la forêt de notre présence? La raison, peut-être, est évidente. Les arbres fournissent nourriture, eau et abri aux créatures grandes et petites, influencent le climat, maintiennent l'atmosphère à un niveau optimal qui nous permet de respirer. Et pourtant, partout sur la planète, les forêts se détériorent. Nous utilisons tout dans l'arbre – des racines aux fruits, du cœur à l'écorce. Nous les abattons pour obtenir des terres arables, pour construire des maisons. Nous distillons même leur odeur, l'utilisant pour plaire, dominer, attirer. De tous temps, les religions ont eu recours aux parfums ; la légende dit que Cléopâtre imprégnait les voiles de ses bateaux de parfum afin que le vent le capte et le porte jusqu'au nez de ses admirateurs des pays les plus lointains[11]. Comme le croit le célèbre assassin Grenouille dans le roman de Patrick Süskind, *Le Parfum*, « qui maîtrisait les odeurs, maîtrisait le cœur des hommes... »[12]

L'odeur d'un arbre, cependant, n'est pas forcément destinée à notre bénéfice exclusif et ne devrait pas être domestiquée. Elle est produite pour la propre survie des arbres et de leur habitat. Les arbres nous sont très utiles, mais, en retour, nous leur donnons très peu. Est-il étonnant qu'ils nous considèrent comme une espèce invasive ? La prochaine fois que vous vous promènerez dans un parc un dimanche, ou vous retrouverez perdu dans les bois et sentirez le parfum des arbres, ouvrez grand les narines et dites-vous qu'une forêt paisible pourrait, en fait, être inodore...

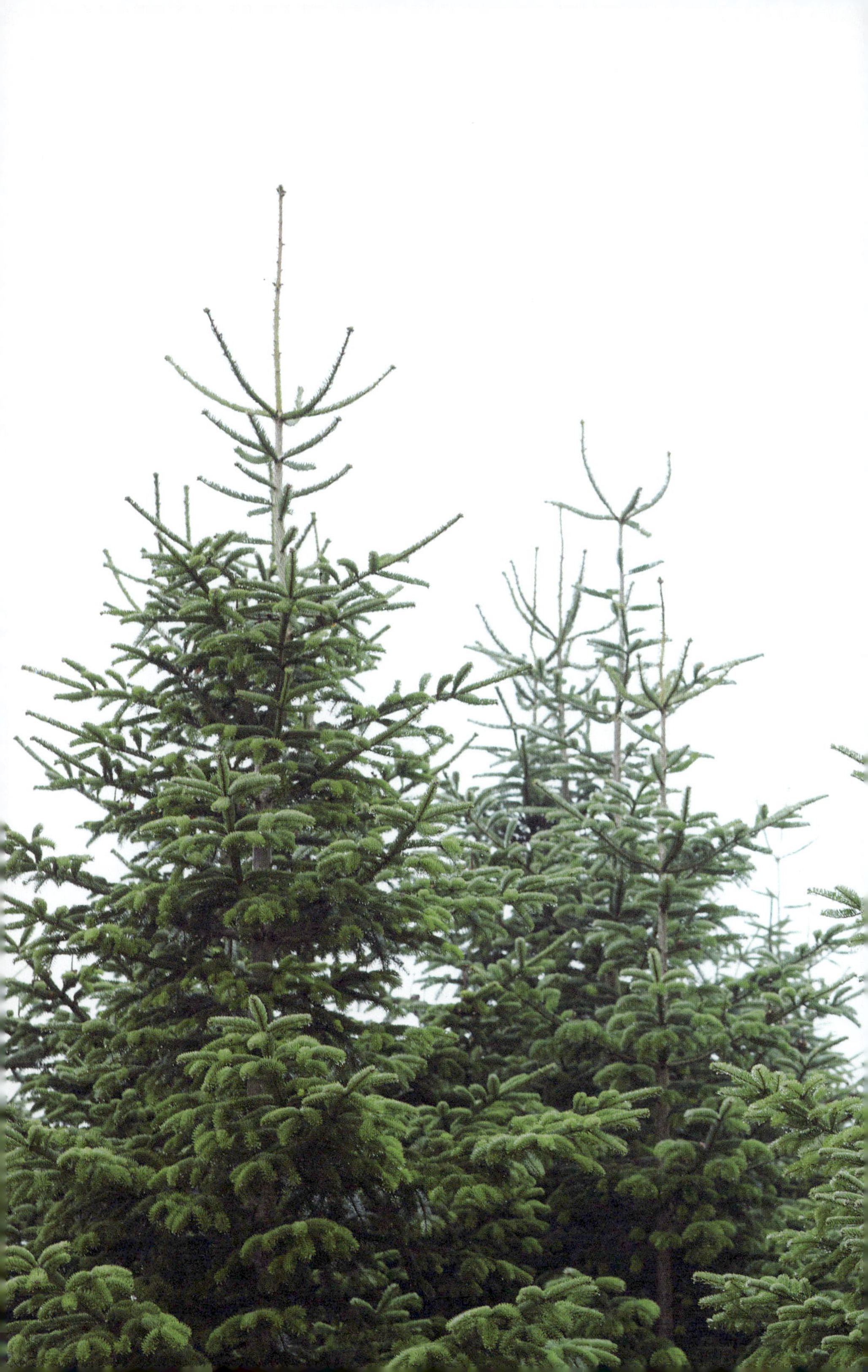

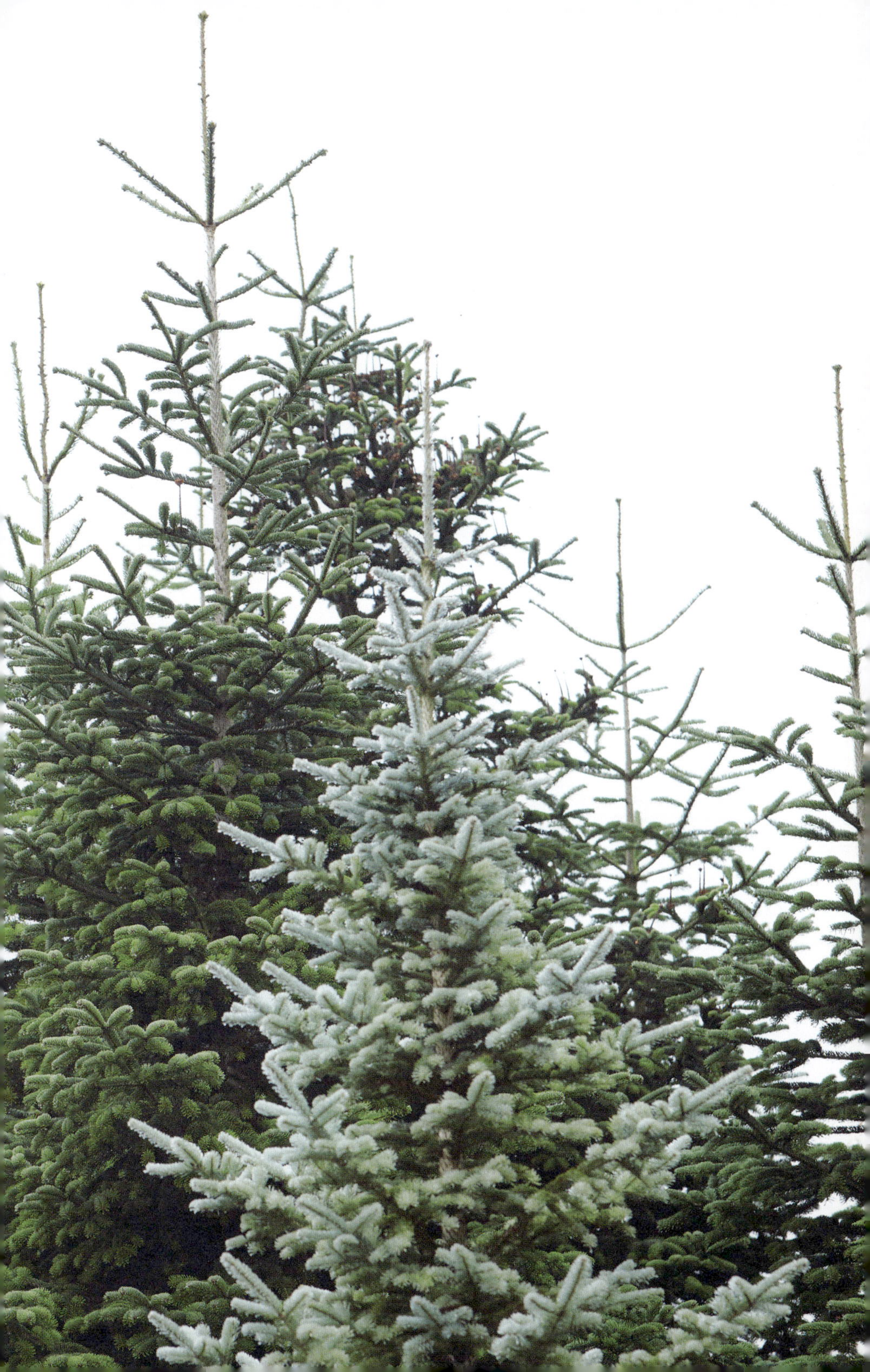

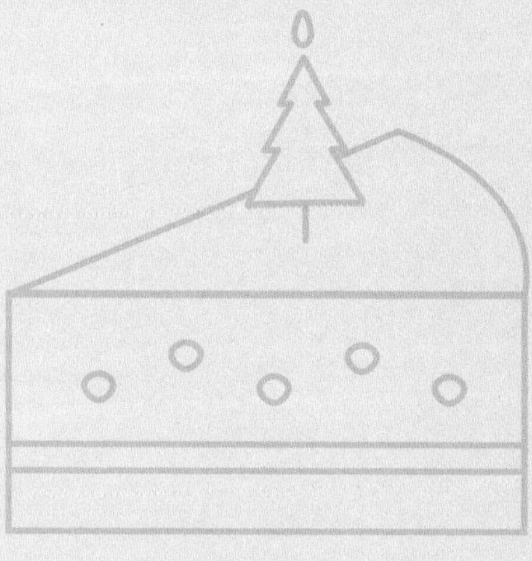

Délices sucrées

Crème glacée au gingembre & au sapin de Noël

C'est, de loin, la recette favorite de mon *supper club*, et je la donne généreusement depuis des années à qui veut m'écouter. J'aime bien utiliser de l'épicéa bleu, qui est à mon avis le champion des conifères (avec son petit goût de vanille) ; mais, comme pour toutes les recettes, vous pouvez échanger un type d'arbre de Noël contre un autre, selon ce que vous avez sous la main.

QUANTITÉ Pour 950 g de crème glacée

TEMPS DE PRÉPARATION 2 heures avec une sorbetière, 4 heures sans

INGRÉDIENTS

- 300 g d'aiguilles d'épicéa bleu ou 400 g d'aiguilles d'un autre arbre de Noël
- 510 ml de crème fraîche épaisse
- 170 ml de lait entier
- 170 g de sucre en poudre
- 8 jaunes d'œuf
- 5 morceaux de gingembre confit haché

MARCHE À SUIVRE

Préparez les aiguilles (page 15).

Dans une casserole à fond épais, battez la crème, le lait, le sucre et les jaunes d'œufs jusqu'à obtenir un mélange homogène.

Ajoutez les aiguilles et faites chauffer le tout à feu doux en mélangeant sans arrêt afin d'éviter que la préparation attache à la casserole.

Au bout de 15 minutes, augmentez à feu moyen. Lorsque des bulles commencent à apparaître sur les bords de la casserole, la crème anglaise est prête, vous pouvez la retirer du feu.

Passez deux ou trois fois la crème dans une passoire fine afin qu'il ne reste plus aucune aiguille dans la glace.

Si vous utilisez une sorbetière, versez le mélange, une fois passé, dans la cuve et commencez le brassage. Avant qu'elle ne prenne, ajoutez le gingembre confit émincé et continuez le brassage jusqu'à ce que la crème soit glacée. Mettez-la au congélateur.

Si vous n'avez pas de sorbetière, versez le mélange dans un moule ou un plat, et laissez refroidir complètement. Placez ensuite au congélateur. Mélangez la préparation toutes les heures ; quand elle commence à prendre (au bout de 2 heures) sans être complètement solidifiée, ajoutez le gingembre confit émincé et mélangez bien. Continuez à remuer toutes les heures jusqu'à ce que la crème soit complètement glacée. Il faut compter environ 4 heures.

Une fois qu'elle est prête, gardez-la au congélateur jusqu'au moment de la servir.

Voir, page suivante, la photo de la recette.

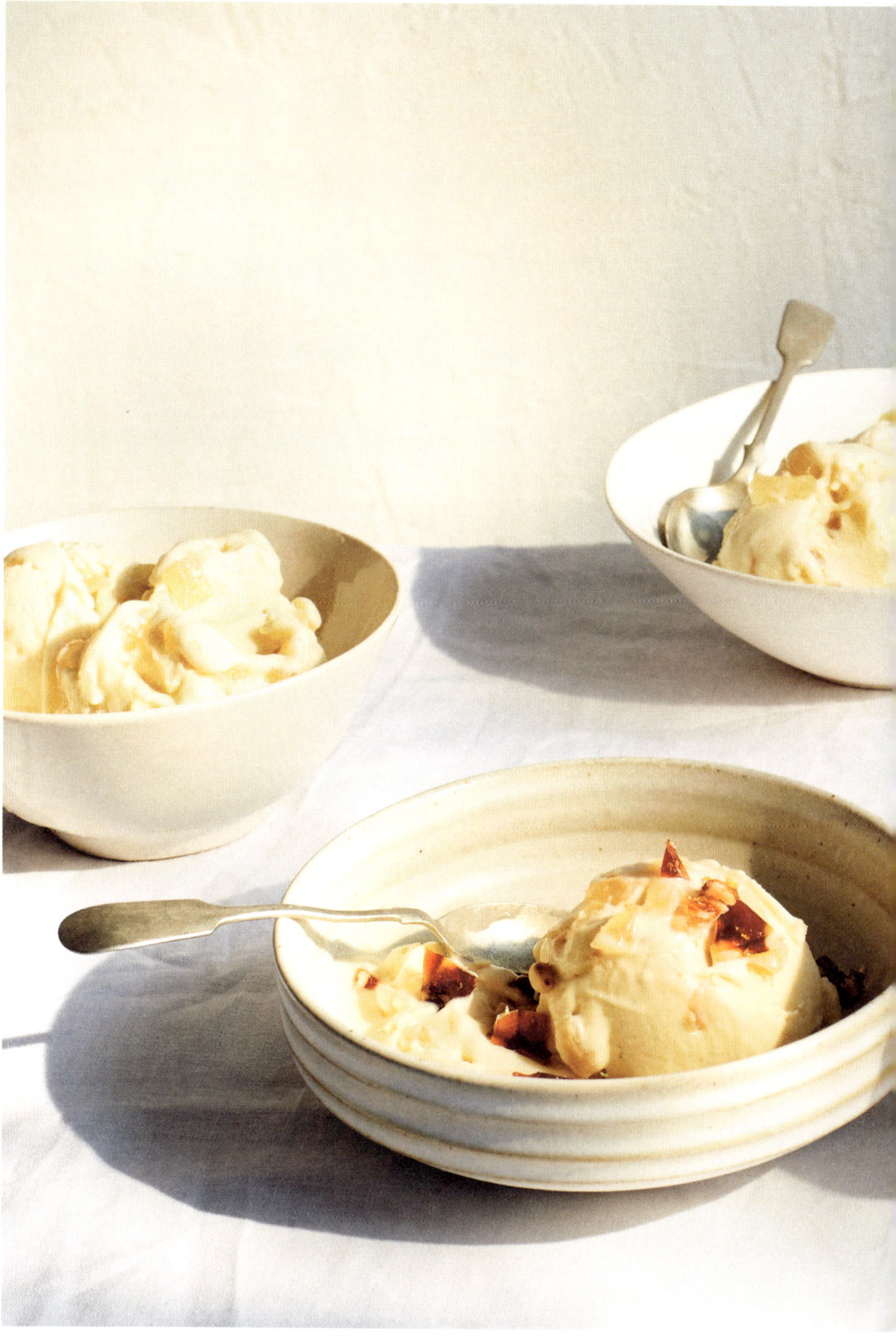

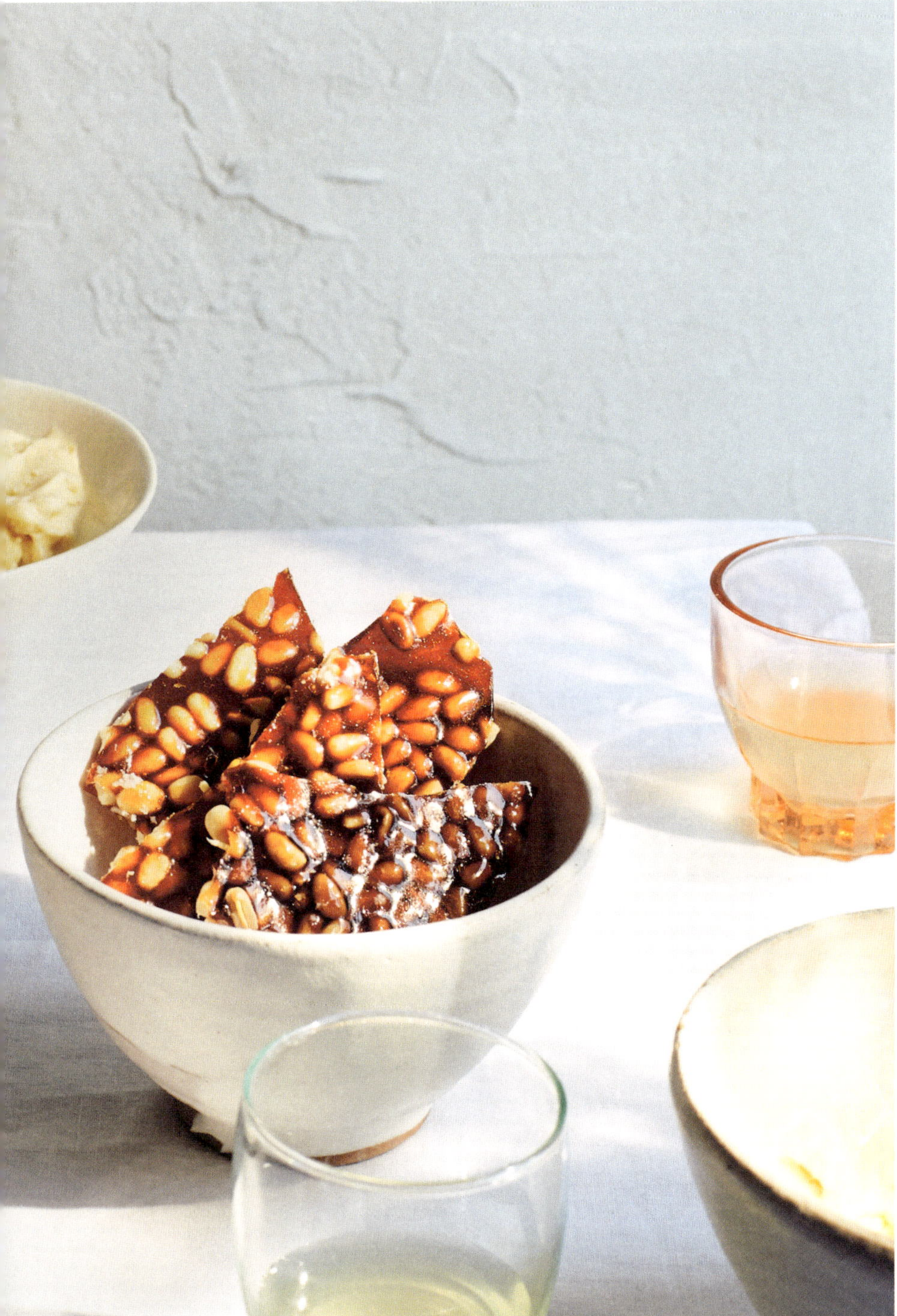

Nougatine salée aux pignons de pin

Cette nougatine peut être un somptueux cadeau à offrir pour les fêtes. Elle est également parfaite émiettée sur une crème glacée ou incorporée à des desserts. Le sel marin fumé, qui se marie délicieusement à la douceur du caramel, en est l'ingrédient clé.

QUANTITÉ Pour une plaque à pâtisserie de 30 cm

TEMPS DE PRÉPARATION 20 minutes

INGRÉDIENTS

- 300 g de sucre en poudre
- 200 g de pignons de pin écrasés
- 1 grosse cuillerée à soupe de beurre doux, fondu
- 3 grosses pincées de sel marin, de préférence fumé

MARCHE À SUIVRE

Chemisez une plaque à pâtisserie avec du papier sulfurisé.

Faites chauffer le sucre dans une casserole, d'abord à feu vif puis à feu moyen dès qu'il commence à fondre. Mélangez sans arrêt jusqu'à ce qu'il prenne une belle couleur foncée, transparente, et commence à sentir le caramel. Si vous utilisez un thermomètre à sucre, montez à 150 °C.

Ajoutez au caramel les pignons de pin écrasés et le beurre, puis laissez cuire encore quelques minutes. Au dernier moment, salez et remuez.

Versez la préparation sur la plaque chemisée de papier sulfurisé, en l'étalant de manière bien égale sur 1/2 cm d'épaisseur à l'aide d'une spatule en silicone. Laissez reposer environ une heure au réfrigérateur.

Une fois que la nougatine a complètement durci, brisez-la en petits bouts et conservez-la dans un récipient hermétique. Si vous avez du mal à la briser, placez-la 10 minutes au congélateur.

Voir, page précédente, la photo de la recette.

Crème glacée à la noix de coco & au bambou

Bambou et lait de coco entrent souvent dans la préparation des currys. Ici, j'ai utilisé cette combinaison gagnante pour un mets sucré plutôt que salé. Les pousses de bambou n'ont pas un goût très prononcé, mais elles sont moelleuses, délicieuses, et s'imprègnent bien des autres parfums. Pour cette recette, choisissez plutôt des pousses de bambou en saumure ou en conserve, beaucoup plus faciles à cuisiner que les fraîches.

QUANTITÉ Pour 1 kg de crème glacée

TEMPS DE PRÉPARATION 2 heures avec une sorbetière, 4 heures sans

INGRÉDIENTS

- 1 boîte de 400 ml de lait de coco
- 200 ml de crème de coco
- 200 ml de crème fraîche épaisse
- 4 jaunes d'œufs battus avec 300 g de sucre en poudre
- 2 grosses cuillerées à café de pâte de vanille
- 250 g de pousses de bambou en saumure émincées

MARCHE À SUIVRE

Versez dans une casserole tous les ingrédients sauf le bambou, et faites chauffer à feu moyen en remuant sans arrêt.

Dès que des petites bulles commencent à se former sur les bords de la casserole, portez à ébullition pendant quelques secondes.

Si vous utilisez une sorbetière, transvasez le mélange dans la cuve. Démarrez le brassage, ajoutez le bambou avant que la glace ne prenne. Au bout de 2 heures, placez au congélateur.

Si vous n'avez pas de sorbetière, transvasez le mélange dans un moule ou un plat, laissez refroidir complètement. Lorsque le mélange est froid, placez-le au congélateur. Remuez la préparation toutes les heures ; quand elle commence à prendre (au bout de 2 heures environ), ajoutez le bambou émincé et mélangez bien. Continuez à remuer toutes les heures jusqu'à ce que la crème soit complètement glacée. Comptez environ 4 heures.

Lorsque la crème glacée est prête, laissez-la au congélateur jusqu'au moment de la servir.

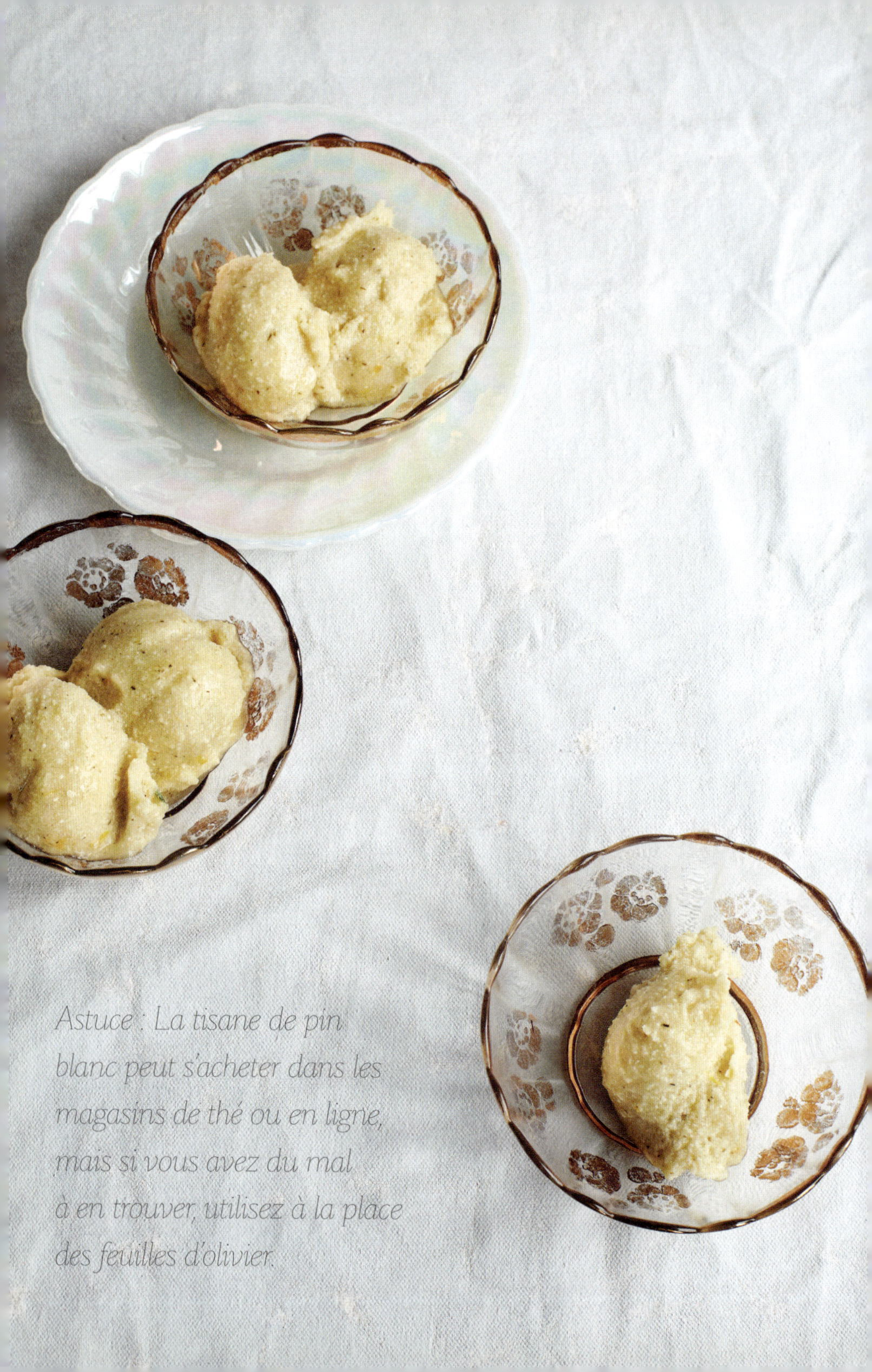

Astuce : La tisane de pin blanc peut s'acheter dans les magasins de thé ou en ligne, mais si vous avez du mal à en trouver, utilisez à la place des feuilles d'olivier.

Sorbet à l'huile d'olive, au citron & au pin blanc

Les notes chaleureuses de l'huile d'olive se marient bien avec la douceur du pin blanc et l'acidité du citron. Ce sorbet est parfait en trou normand, entre deux plats, ou en dessert. Une alternative végane est possible en remplaçant les œufs par de l'aquafaba.

QUANTITÉ Pour 900 g de sorbet

TEMPS DE PRÉPARATION 2 heures avec une sorbetière, 4 heures sans

INGRÉDIENTS

200 g de sucre en poudre
500 ml de tisane de pin blanc ou de feuilles d'olivier ou d'infusion de sapin de Noël (page 117), préparée la veille
200 ml d'huile d'olive
Le jus et le zeste d'1 citron
4 blancs d'œufs, ou 8 cuillerées à soupe d'aquafaba, battus en neige

MARCHE À SUIVRE

Si vous utilisez une sorbetière, brassez le mélange pendant 30 minutes, puis ajoutez les blancs, ou l'aquafaba, battus en neige, et brassez pendant 75 minutes.

Si vous n'avez pas de sorbetière, fouettez le mélange 10 minutes de plus, puis ajoutez les blancs, ou l'aquafaba, en neige. Battez au fouet encore pendant 15 minutes, laissez la préparation refroidir et mettez-la au congélateur. Ensuite, battez toutes les heures pendant 5 minutes. Comptez environ 4 heures.

Laissez au congélateur jusqu'au moment de servir.

Brownie aux pignons de pin & au chocolat

Cette recette s'inspire du dessert traditionnel italien, *la torta di pinoli e cioccolato*. L'huile des pignons de pin rend ce brownie très moelleux et fondant ; leur saveur crémeuse de noisette s'allie parfaitement au chocolat.

QUANTITÉ Pour 8 brownies

TEMPS DE PRÉPARATION 1 heure

INGRÉDIENTS

200 g de pignons de pin
150 g de chocolat noir
150 g de chocolat au lait
170 g de beurre doux, plus quelques grammes pour le moule
5 gros œufs bio
300 g de sucre en poudre
130 g de farine
2 pincées de sel

MARCHE À SUIVRE

Préchauffez le four à 180 °C.

Pilez 150 g de pignons de pin dans un mortier. Faites fondre le chocolat, le beurre et les pignons au bain-marie.

Pendant que le chocolat fond, fouettez les œufs avec le sucre jusqu'à ce qu'il soit dissous.

Versez le mélange œufs et sucre dans le chocolat fondu, puis battez de façon à obtenir une texture brillante.

Ajoutez 2 pincées de sel à la farine avant de l'incorporer à la préparation en l'ajoutant peu à peu jusqu'à obtenir un mélange homogène.

Chemisez un moule de 20 cm avec du papier sulfurisé, beurrez-le légèrement. Versez la préparation et répartissez dessus les 50 g de pignons de pin restants.

Faites cuire pendant 20 minutes. Vous saurez que c'est prêt quand des craquelures se formeront sur les bords du brownie. Le centre devrait être fondant. Servez chaud si vous désirez conserver cette consistance fondante, sinon laissez une nuit au réfrigérateur.

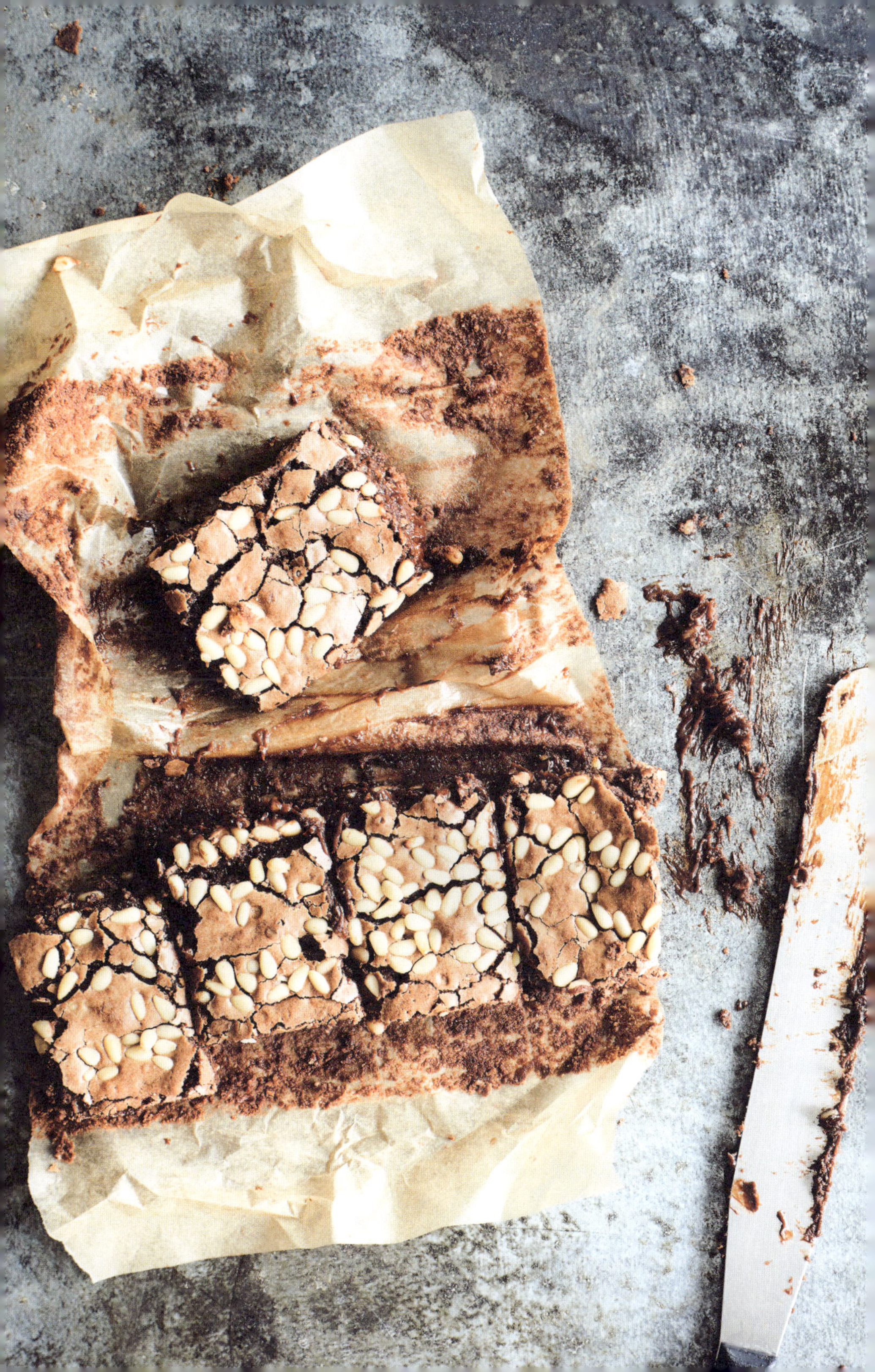

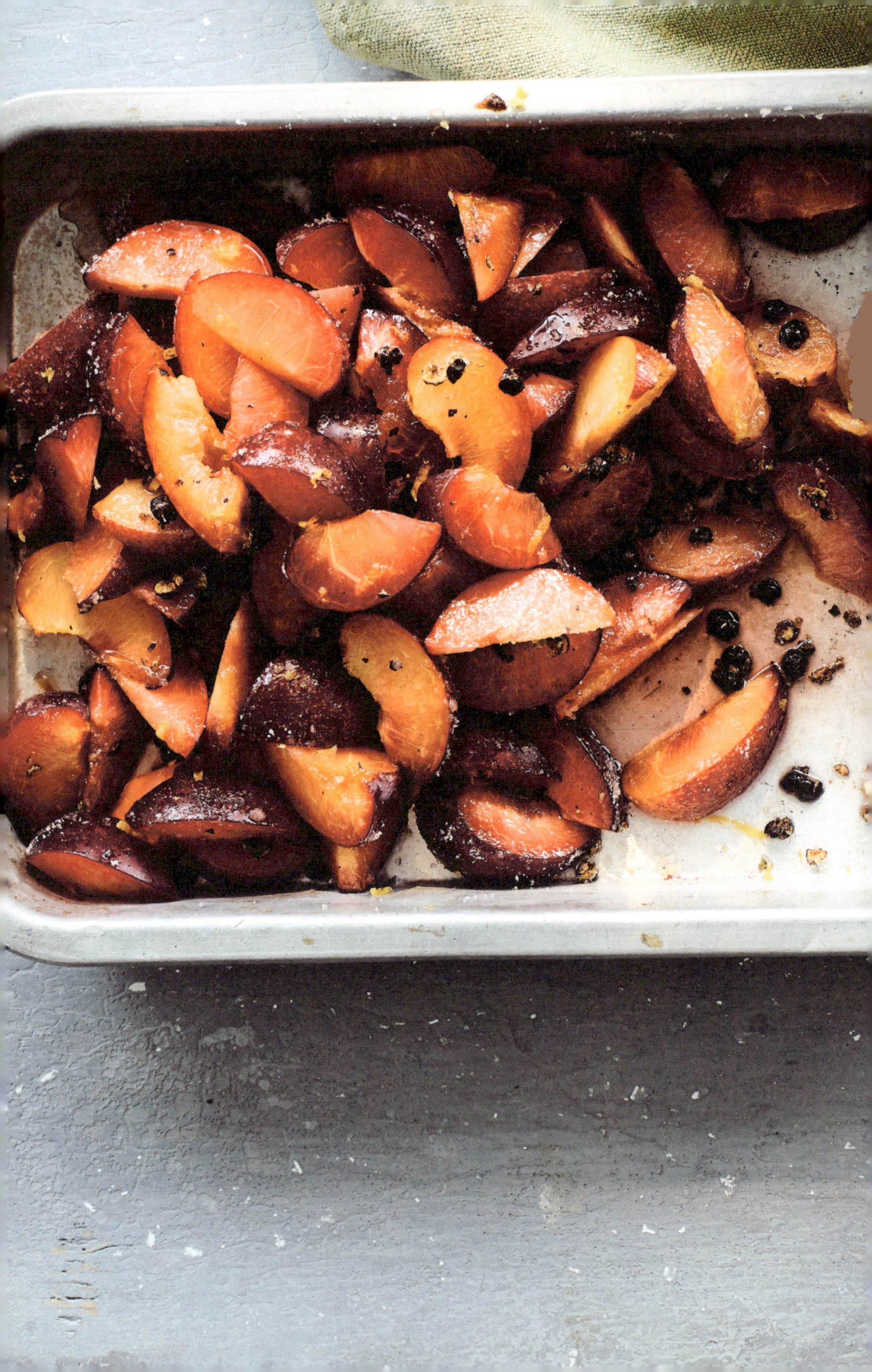

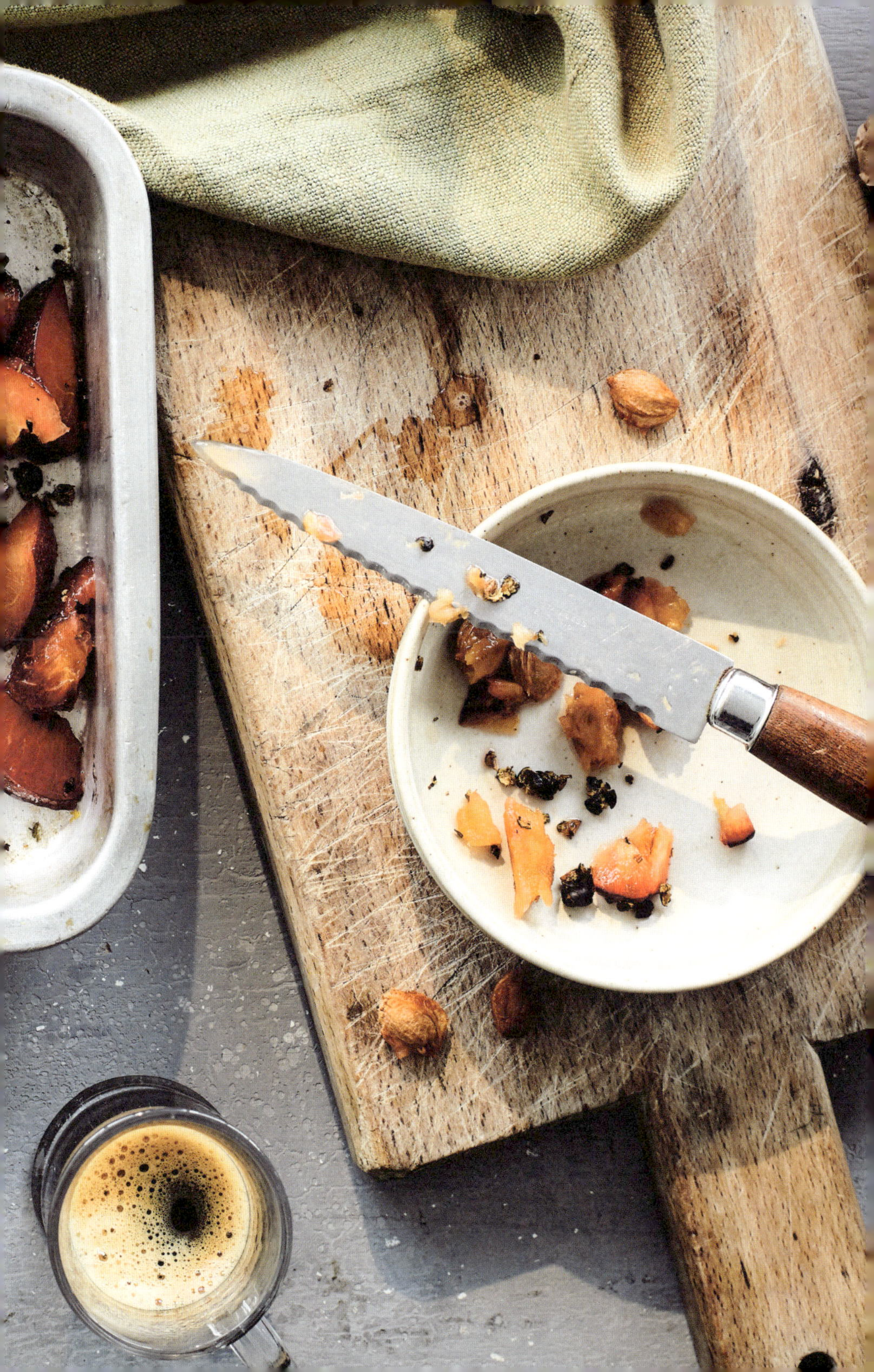

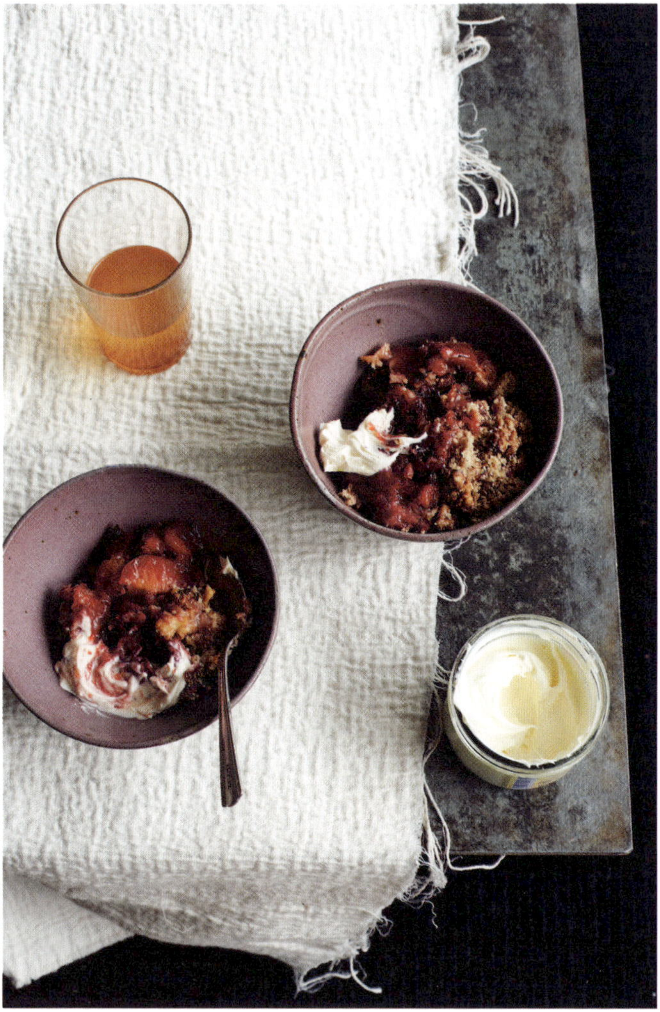

Crumble aux prunes & aux baies de genièvre

Les prunes et les baies de genièvre sont des ingrédients polyvalents qui forment une excellente association facile à utiliser. Le prunier et le genévrier possèdent, en tant qu'arbres traditionnels de Noël, la même valeur culturelle – ce sont des symboles de résistance et de courage. À servir chaud avec de la glace ou de la crème anglaise.

QUANTITÉ Pour 10 personnes

TEMPS DE PRÉPARATION 45 minutes

INGRÉDIENTS

- 8 cuillerées à café de baies de genièvre
- 400 g de prunes dénoyautées et coupées
- Le jus d'1 citron
- 200 g de sucre en poudre (superfine)
- 70 g de poudre d'amande
- 70 g de noix concassées
- 100 g de farine
- 150 g de beurre doux, plus quelques grammes pour le moule
- 1 cuillerée à café de noix de muscade
- 1 cuillerée à café de cannelle en poudre

MARCHE À SUIVRE

Préchauffez le four à 180 °C.

Pilez les baies de genièvre dans un mortier, mettez-les dans un bol mixeur. Ajoutez les prunes en morceaux, le jus du citron et 100 g de sucre. Mixez et laissez reposer pendant que vous préparez la garniture (le crumble).

Pour la garniture, versez dans un saladier la poudre d'amande, les noix concassées, la farine, le beurre, la noix de muscade, la cannelle et le reste de sucre ; mélangez du bout des doigts afin d'obtenir une consistance grumeleuse, un peu comme des miettes de pain.

Beurrez un moule de 30 cm ou un plat à four en verre, étalez au fond le mélange des prunes, recouvrez avec la garniture.

Enfournez pendant 35 minutes jusqu'à ce que le dessus brunisse légèrement.

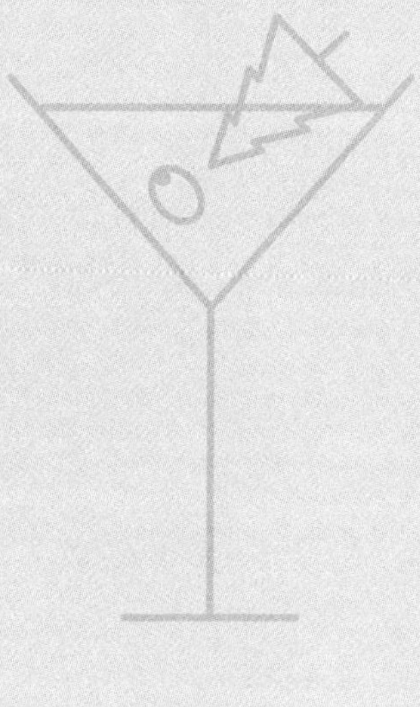

Boissons

Sirop au sapin de Noël

Ce sirop, surtout si vous utilisez de l'épicéa, a un petit goût de pamplemousse ; au lieu de devenir vert, comme on pourrait s'y attendre, il prend une couleur oscillant entre l'orange vif et le rose pastel. Vous pouvez utiliser du sapin ou de l'épicéa, ou un mélange des deux – mais je vous déconseille de le préparer avec du pin dont la saveur, qui manque de vigueur, disparaîtra derrière le citron et le sucre. Ce sirop a un goût exubérant et vivifiant.

QUANTITÉ Pour 2 litres de sirop

TEMPS DE PRÉPARATION 2 heures

USTENSILES Une bouteille en verre de 2 litres avec bouchon

INGRÉDIENTS

- Le jus de 10 citrons, et le zeste de 4 citrons
- 2 litres d'eau
- 700 g de sucre en poudre
- 400 g d'aiguilles d'épicéa ou de sapin nettoyées (vous pouvez aussi parfumer avec quelques branches) (page 15)

MARCHE À SUIVRE

Stérilisez la bouteille (page 15).

Dans une casserole, faites chauffer à feu moyen le jus et le zeste des citrons, l'eau, le sucre et les aiguilles jusqu'à ébullition. Baissez puis laissez mijoter à feu doux pendant 2 heures.

Ôtez la casserole du feu et passez le liquide de façon à éliminer les aiguilles. Faites-le plusieurs fois afin de vous assurer qu'il n'en reste plus aucune. Prenez ensuite un entonnoir pour transvaser le mélange dans la bouteille fraîchement stérilisée.

Laissz refroidir avant de mettre au réfrigérateur. Le sirop se conservera pendant deux semaines.

Sur la page suivante, des idées de cocktails festifs à base de ce sirop. À vous d'essayer !

Cocktails à base de sirop au sapin de Noël

QUANTITÉ Pour 2 cocktails

TEMPS DE PRÉPARATION 15 minutes chacun

INGRÉDIENTS

Cocktail sour

- 50 ml de sirop au sapin de Noël (voir ci-contre)
- 100 ml d'eau gazeuse
- 100 ml de bourbon ou de liqueur sans alcool style Seedlip ou smreka (page 113)
- 3 gouttes d'Angostura bitter
- 1 gros glaçon
- Le jus de 2 citrons verts

INGRÉDIENTS

Cocktail mimosa

- 70 ml de sirop au sapin de Noël (voir page précédente)
- 140 ml de prosecco
- 1 gros glaçon
- 1 rondelle de citron

MARCHE À SUIVRE

Pour préparer l'un ou l'autre cocktail, mélangez tous les ingrédients, y compris la glace, de préférence dans un shaker ; agitez rapidement pendant une minute. Si vous n'avez pas de shaker, utilisez à la place un bocal avec un couvercle hermétique.

Versez dans un verre froid et servez.

Infusions alcoolisées au sapin de Noël

Un petit mot avant de vous donner envie de boire votre sapin de Noël : les conifères vont peut-être devenir des ingrédients de base des bars maintenant que les mixologues font entrer ces saveurs boisées dans leurs cocktails. En réalité, cela n'a rien de vraiment nouveau ; des générations de montagnards utilisent depuis fort longtemps l'épicéa, le sapin et le genévrier dans leurs distillations – le génépi des Alpes, par exemple. Et bien sûr le gin, essentiellement composé de baies de genièvre.

Ces recettes sont, elles aussi, une bonne manière d'utiliser au maximum un arbre de Noël desséché; comme pour le sirop, vous pouvez utiliser aussi bien l'écorce que les aiguilles. Si vous préparez ces cocktails avec du pin, du sapin ou de l'épicéa juste après Noël, vous disposerez d'un alcool au parfum festif pour commencer la nouvelle année. Je vous propose trois infusions différentes. Ces recettes sont interchangeables et chacune peut se faire avec du pin, du sapin ou de l'épicéa, au choix, et avec du gin ou de la vodka en alcool de base.

INGRÉDIENTS Pour 1 litre d'alcool

USTENSILES 2 bocaux en verre d'1 litre, ou 2 bouteilles à goulot large, avec couvercle

INGRÉDIENTS DE BASE
- 1 litre de vodka ou de gin de bonne qualité
- 2 grosses poignées de pin, sapin ou épicéa (avec les branches)

Infusion épicée (meilleure avec le sapin)

TEMPS D'INFUSION 4 jours

INGRÉDIENTS
- 1 grosse cuillerée à café de graines de cardamome écrasées
- 3 bâtons de cannelle
- 3 anis étoilés

Infusion botanique (meilleure avec l'épicéa)

TEMPS D'INFUSION 1 semaine

INGRÉDIENTS
- 1 petite poignée de feuilles de romarin
- 1 petite poignée de feuilles de sauge
- ½ cuillerée à café de baies de genièvre écrasées

Infusion stimulante (meilleure avec le pin)

TEMPS D'INFUSION 1 semaine

INGRÉDIENTS
- Le zeste d'½ citron
- Le zeste d'½ orange
- 1 racine de gingembre de 2,5 cm finement hachée

MARCHE À SUIVRE

Stérilisez les bocaux (ou les bouteilles) et lavez les branches d'arbre de Noël (page 15). Comme vous laisserez les aiguilles sur les branches, il est impératif de procéder à un lavage minutieux afin de les débarrasser des petites saletés susceptibles de se coller à l'écorce.

Mettez vos branches lavées dans un bocal stérilisé avec la vodka ou le gin et les ingrédients correspondant à l'infusion choisie.

Fermez le bocal en vous assurant qu'il est hermétique, puis laissez-le dans un endroit sombre entre 4 jours et 1 semaine selon le temps d'infusion indiqué ci-dessus. Pendant ce temps, votre alcool prendra une couleur allant du jaune au brun en passant par le rouge. Passez l'alcool infusé dans une passoire fine et jetez le reste.

Versez l'infusion alcoolisée dans un bocal ou une bouteille stérilisée. Vous pourrez la conserver très longtemps !

Cocktails à base d'infusion

INGRÉDIENTS Pour 2 cocktails

TEMPS DE PRÉPARATION 15 minutes chacun

Martini canneberge à l'infusion épicée

INGRÉDIENTS

70 ml d'infusion épicée (page 105)
1 cuillerée à soupe de liqueur d'orange
30 ml de vermouth sec
100 ml de jus de canneberge

Fizz citron à l'infusion botanique

INGRÉDIENTS

120 ml d'infusion botanique (page 105)
60 ml de sirop d'agave ou de sirop au sapin de Noël (page 102)
Le jus de 3 citrons
4 blancs d'œufs battus avec un peu d'eau gazeuse

Concombre cooler à l'infusion stimulante

INGRÉDIENTS

130 ml d'infusion stimulante (page 105)
6 grosses rondelles de concombre pelé
150 g de glace
Un peu d'eau tonique

MARCHE À SUIVRE Pour chaque cocktail, mélangez tous les ingrédients (y compris la glace du Concombre cooler) de préférence dans un shaker, puis agitez rapidement pendant 1 minute. Si vous n'avez pas de shaker, utilisez à la place un bocal avec un couvercle hermétique.

Versez dans un verre froid et servez.

Voilà quelques-uns de mes cocktails préférés à réaliser avec les infusions alcoolisées de la page précédente.

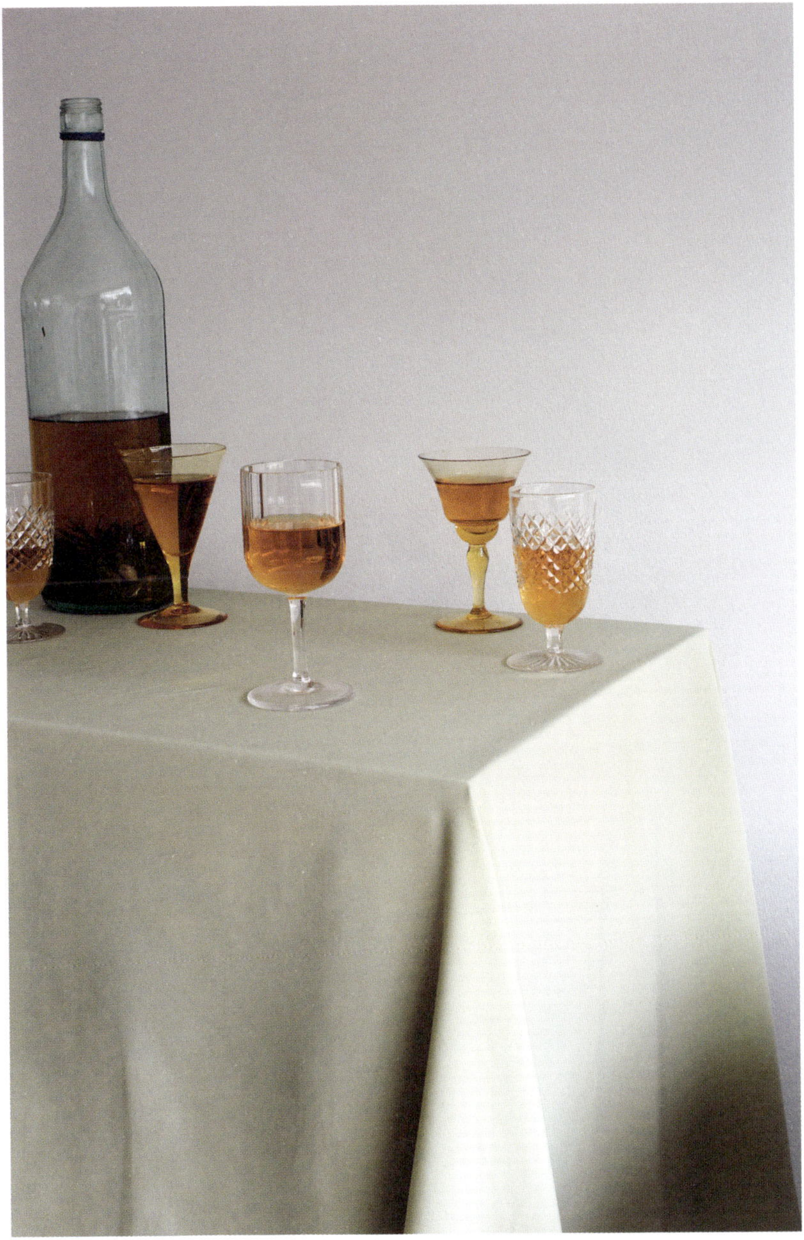

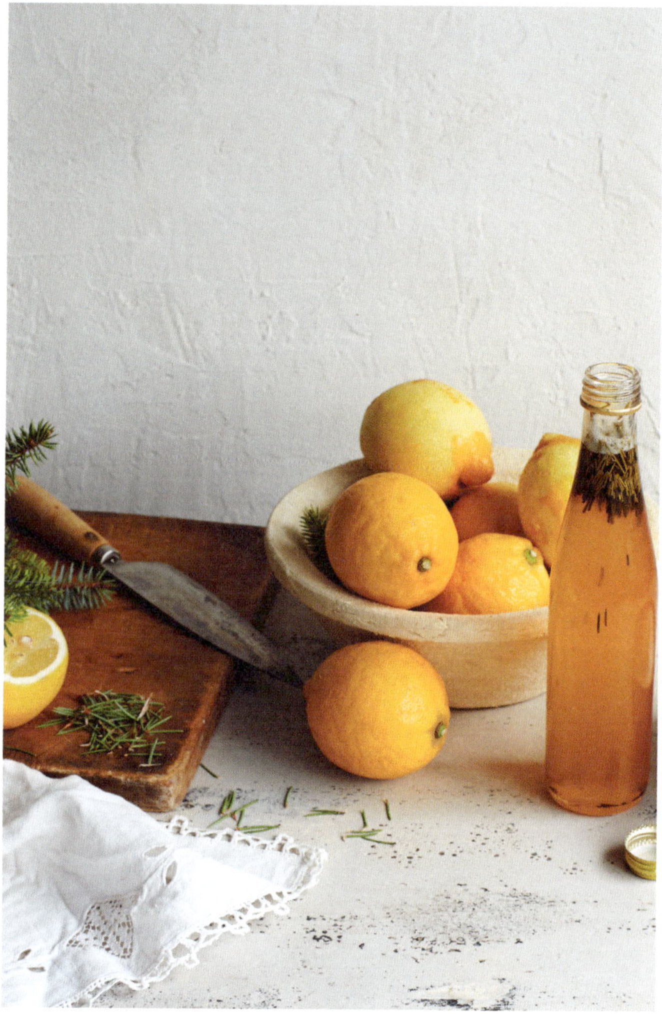

Jello shots au sapin de Noël

Si vous voulez une recette qui vous donne l'impression d'avoir à nouveau 18 ans, les jello shots au sapin de Noël sont idéaux. Vous pourrez les réaliser à partir de l'infusion alcoolisée de votre choix (page 105).

QUANTITÉ Pour 5 jellos

TEMPS DE PRÉPARATION 15 minutes + au moins 1 heure pour que la gelée prenne

USTENSILES Des moules – bac à glaçons, ou petits récipients en verre. Si vous voulez les servir en dessert, utilisez des verres à shot.

INGRÉDIENTS

- 250 ml d'infusion alcoolisée au sapin de Noël (au choix, page 105)
- ½ sachet de gélatine en poudre
- Des petites branches de sapin de Noël soigneusement lavées

MARCHE À SUIVRE

Dans une casserole, portez l'alcool à ébullition.

Versez le demi sachet de gélatine en poudre dans un bol mixeur. Une fois que l'alcool bout, retirez la casserole du feu et versez le liquide chaud sur la gélatine, puis mixez jusqu'à ce qu'il ne reste plus la moindre trace de poudre.

Placez une petite branche dans les moules que vous utiliserez. Remplissez avec le mélange infusion/gélatine, puis laissez reposer 1 heure.

Les jello shots peuvent se conserver deux semaines au réfrigérateur.

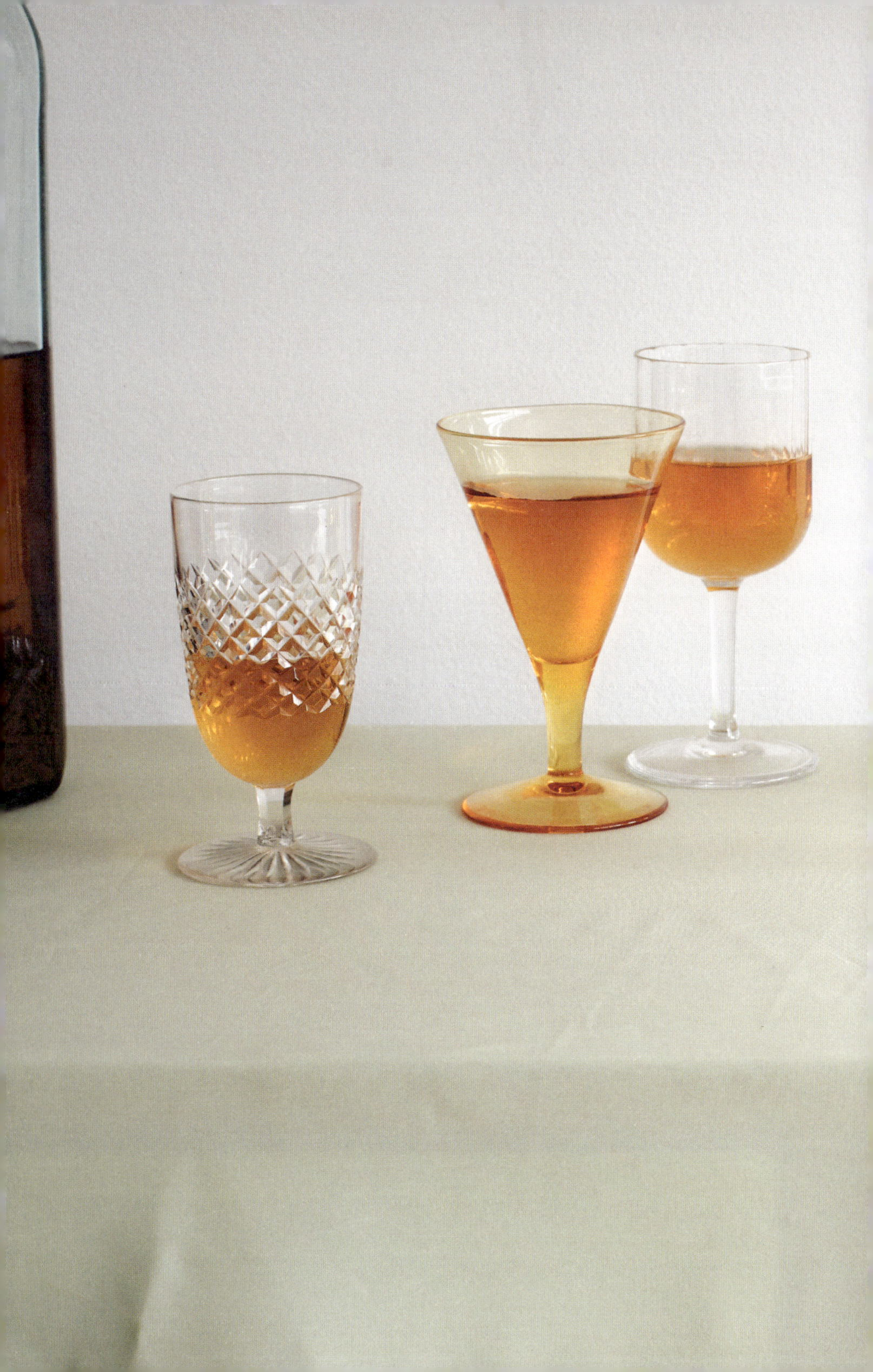

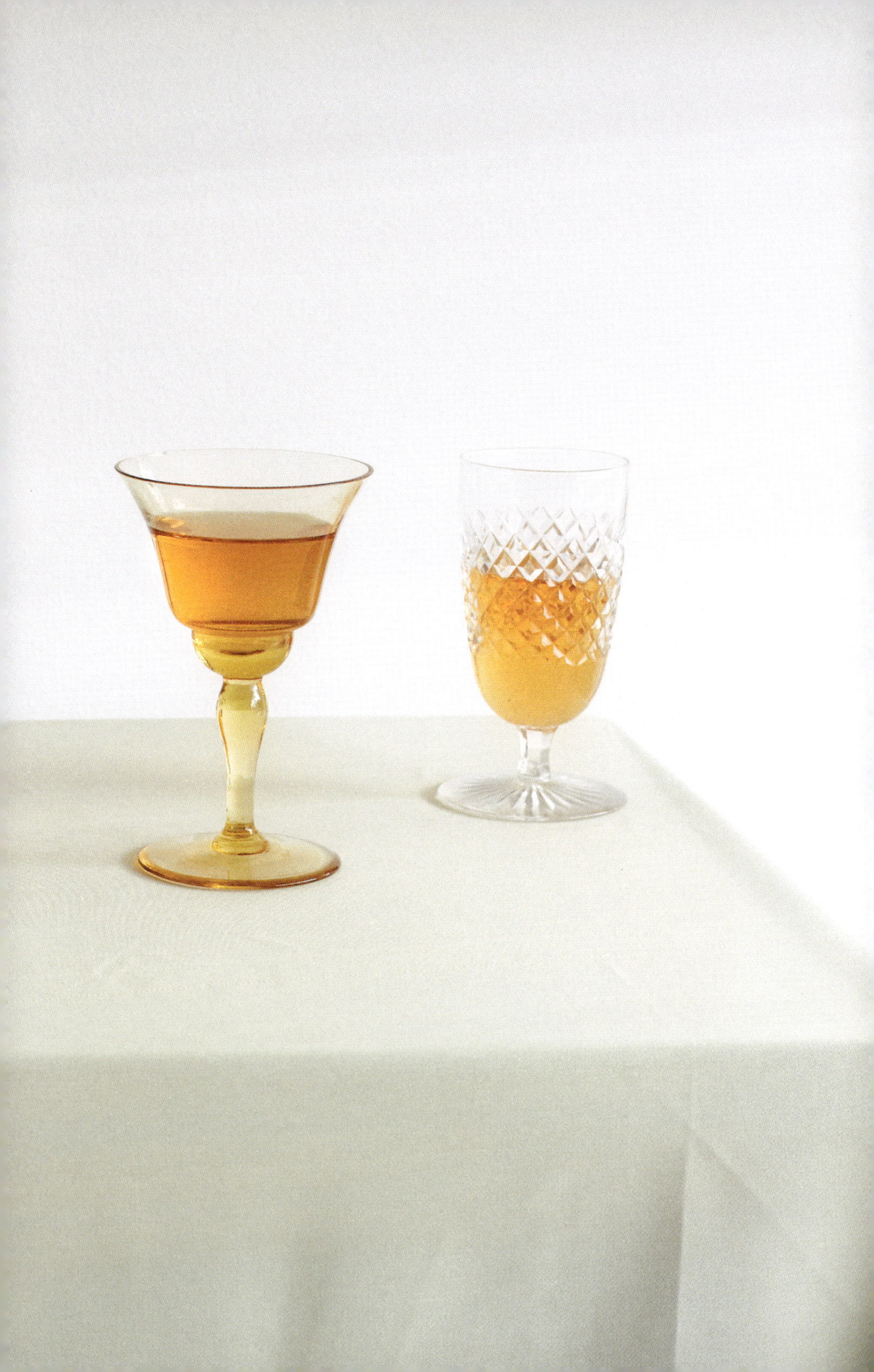

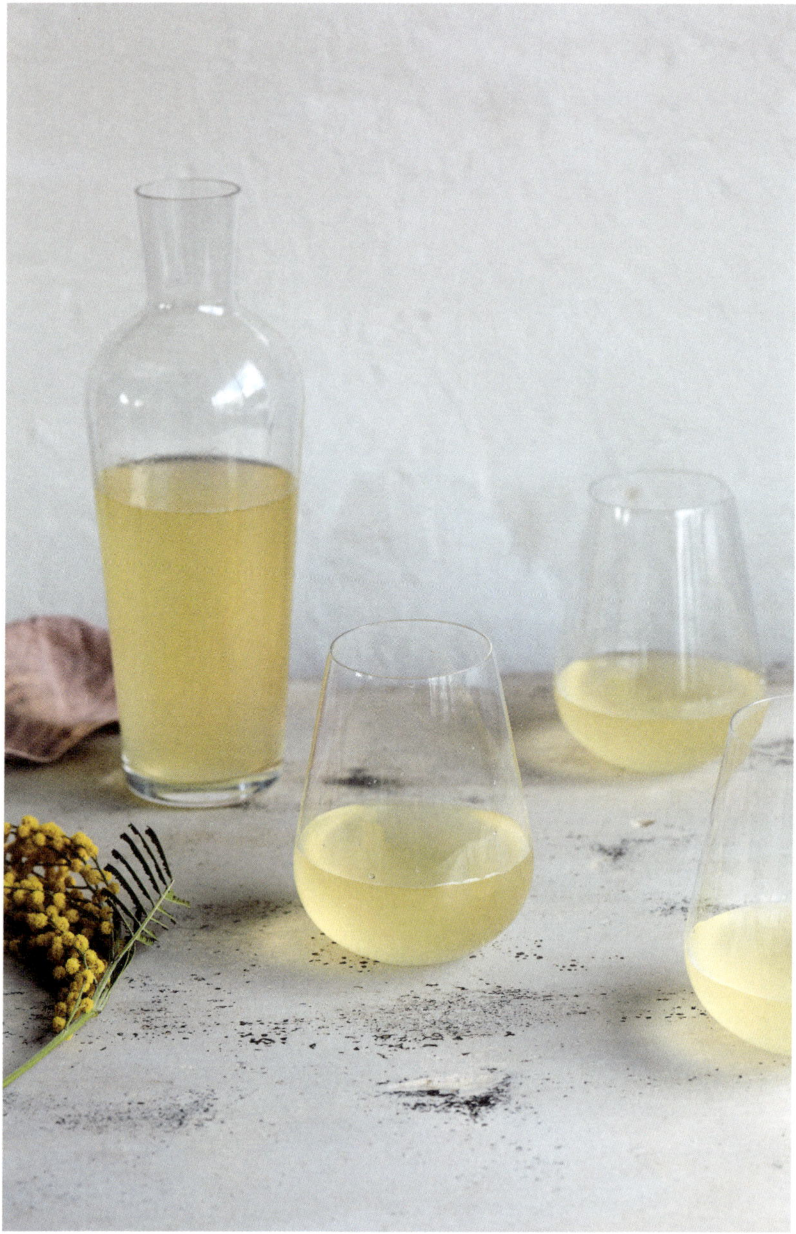

Smreka

Cette boisson fermentée bosniaque à base de baies de genièvre est à la fois festive et rafraîchissante ; on peut donc la servir aussi en été. La peau des baies de genièvre contient beaucoup de levure – raison pour laquelle elles fermentent si bien. Le genévrier possède de nombreuses propriétés médicinales et son goût pourrait faire penser à celui d'un comprimé de paracétamol écrasé si on laisse la fermentation se prolonger trop longtemps. Vous pouvez utiliser la smreka pour remplacer le gin ou la vodka dans la version sans alcool des recettes de cocktails (pages 103-109).

QUANTITÉ Pour 2 litres de smreka

TEMPS DE PRÉPARATION 15 minutes + jusqu'à 10 jours de fermentation

USTENSILES Un bocal en verre de 2 litres avec couvercle + bouteilles stérilisées pour conserver la smreka

INGRÉDIENTS

- 1 citron sans paraffine, lavé, coupé en quartiers
- 75 g de baies de genièvre
- 2 litres d'eau
- 2 grosses cuillerées à café de sucre en poudre ou de miel

MARCHE À SUIVRE

Stérilisez le bocal et les bouteilles (page 15). Placez le citron et les baies dans le bocal, remplissez d'eau puis ajoutez le sucre ou le miel.

Fermez bien le bocal ; laissez-le dans un endroit ensoleillé une à deux semaines jusqu'à ce que les baies de genièvre tombent au fond, secouez-le de temps en temps pour accélérer le processus.

La durée de fermentation et l'environnement dans lequel ces baies fermenteront auront une influence sur le parfum de la smreka. Par exemple, deux semaines de fermentation dans une cuisine humide lui donneront un goût amer ; une semaine dans un endroit frais lui donnera un goût plus léger.

Lorsque le mélange a pris une couleur jaune pâle, passez les baies et les citrons. Puis, à l'aide d'un entonnoir, transvasez le liquide dans les bouteilles fraîchement stérilisées ; mettez au réfrigérateur. Vous pourrez ainsi conserver la smreka pendant une semaine.

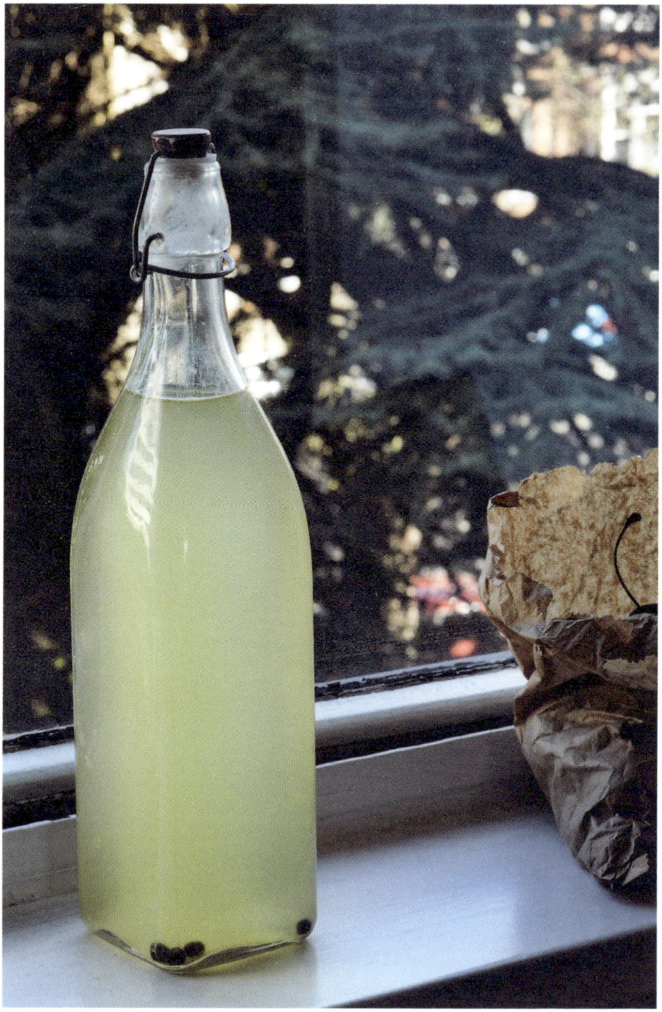

Cocktails à base de smreka

QUANTITÉ Pour 2 cocktails

TEMPS DE PRÉPARATION 15 minutes

Telle quelle

Nature, avec 1 glaçon, 1 rondelle de citron et quelques baies de genièvre séchées en guise de décoration.

Fleur de sureau, smreka & champagne

INGRÉDIENTS

- 70 ml de champagne
- 30 ml de liqueur de sureau
- 50 ml de smreka
- Quelques glaçons

Smreka Mule sans alcool

INGRÉDIENTS

- 1 petit bouquet de feuilles de menthe ciselé
- 30 ml de jus de citron
- 30 ml de miel
- 50 ml de smreka
- 50 ml de bière de gingembre (vous pouvez choisir une bière au gingembre alcoolisée !)
- Quelques glaçons

MARCHE À SUIVRE

Pour chacun de ces cocktails, mélangez les ingrédients, y compris les glaçons, de préférence dans un shaker, et agitez rapidement pendant une minute. Si vous n'avez pas de shaker, utilisez à la place un bocal avec un couvercle hermétique.

Le goût amer, rafraîchissant de la smreka se prête bien à la préparation de cocktails et c'est un parfait substitut à l'alcool grâce à sa ressemblance avec le gin.

Versez dans un verre froid et servez.

Le goût amer, rafraîchissant de la smreka se prête bien à la préparation de cocktails et c'est un parfait substitut à l'alcool grâce à sa ressemblance avec le gin.

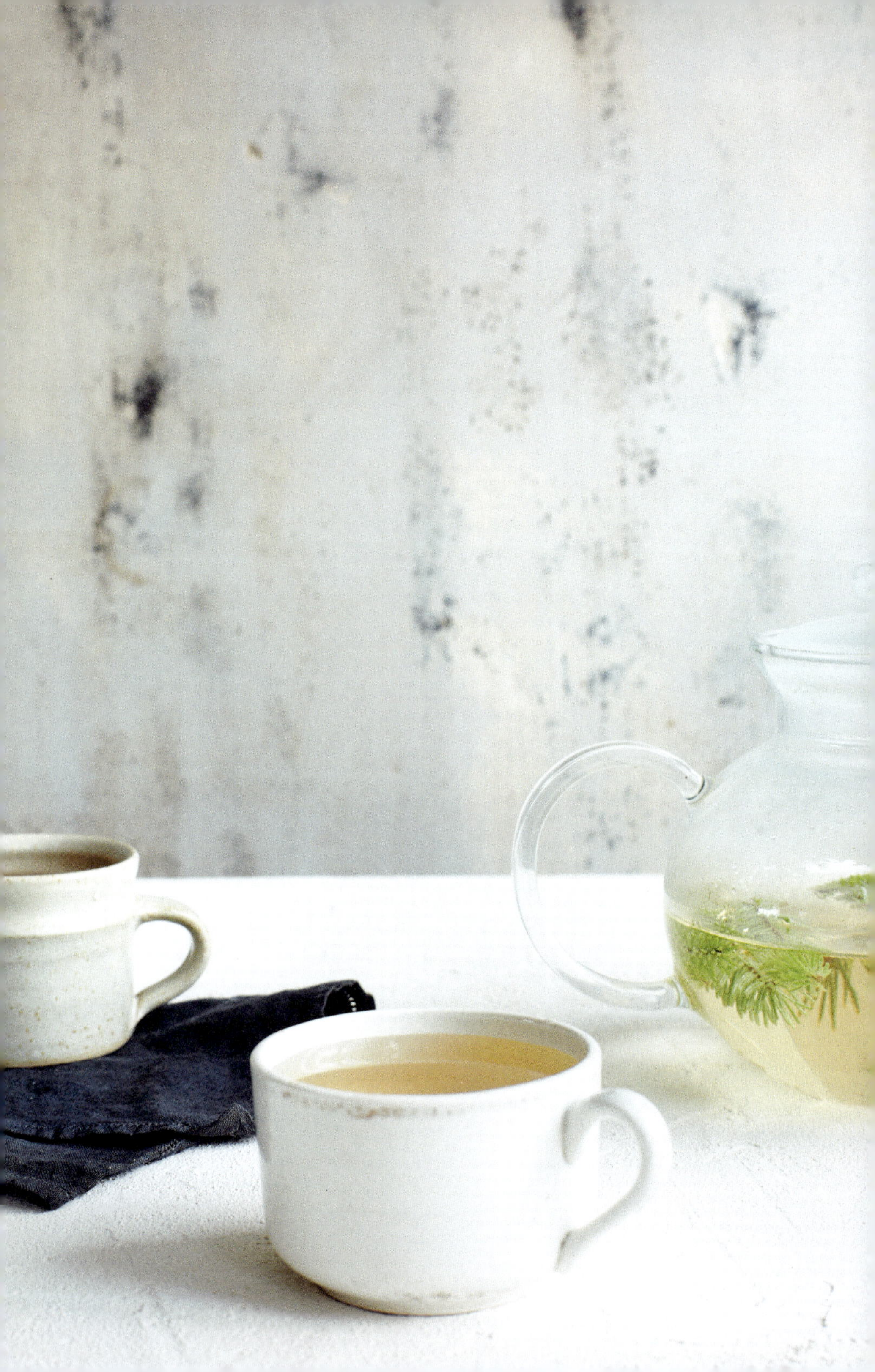

Infusion de sapin de Noël

L'infusion de sapin de Noël est l'une des premières choses qui vient à l'esprit quand on se demande ce qu'on pourrait faire avec les branches. L'infusion des aiguilles dans l'eau bouillante figure parmi les premières étapes des recherches du *supper club* de mangeurs d'arbres pour la réalisation de ce livre. Apparemment, le pin, le sapin et l'épicéa contiennent beaucoup de vitamine C, mais les faire mijoter toutes seules dans de l'eau chaude ne donne pas une saveur des plus intéressantes – celle du pin, en particulier, est très faible, malgré son goût délicat et chaleureux. Si vous n'avez pas de pin, de sapin ou d'épicéa, vous pouvez acheter des aiguilles de pin sylvestre ou de pin blanc ou des feuilles d'olivier, déjà séchées et prêtes à être infusées.

QUANTITÉ Pour une théière d'environ 650 ml

TEMPS DE PRÉPARATION 6 minutes

INGRÉDIENTS

1 poignée d'aiguilles de pin, sapin ou épicéa
30 ml de miel
1 bouilloire remplie d'eau
Le jus d'1 citron

MARCHE À SUIVRE Préparez les aiguilles (page 15).

Prenez une poignée d'aiguilles, faites bouillir de l'eau et laissez infuser dans la théière pendant 6 minutes.

Mettez dans chaque tasse un filet de jus de citron et 2 cuillerées à café de miel. Puis versez l'infusion et servez.

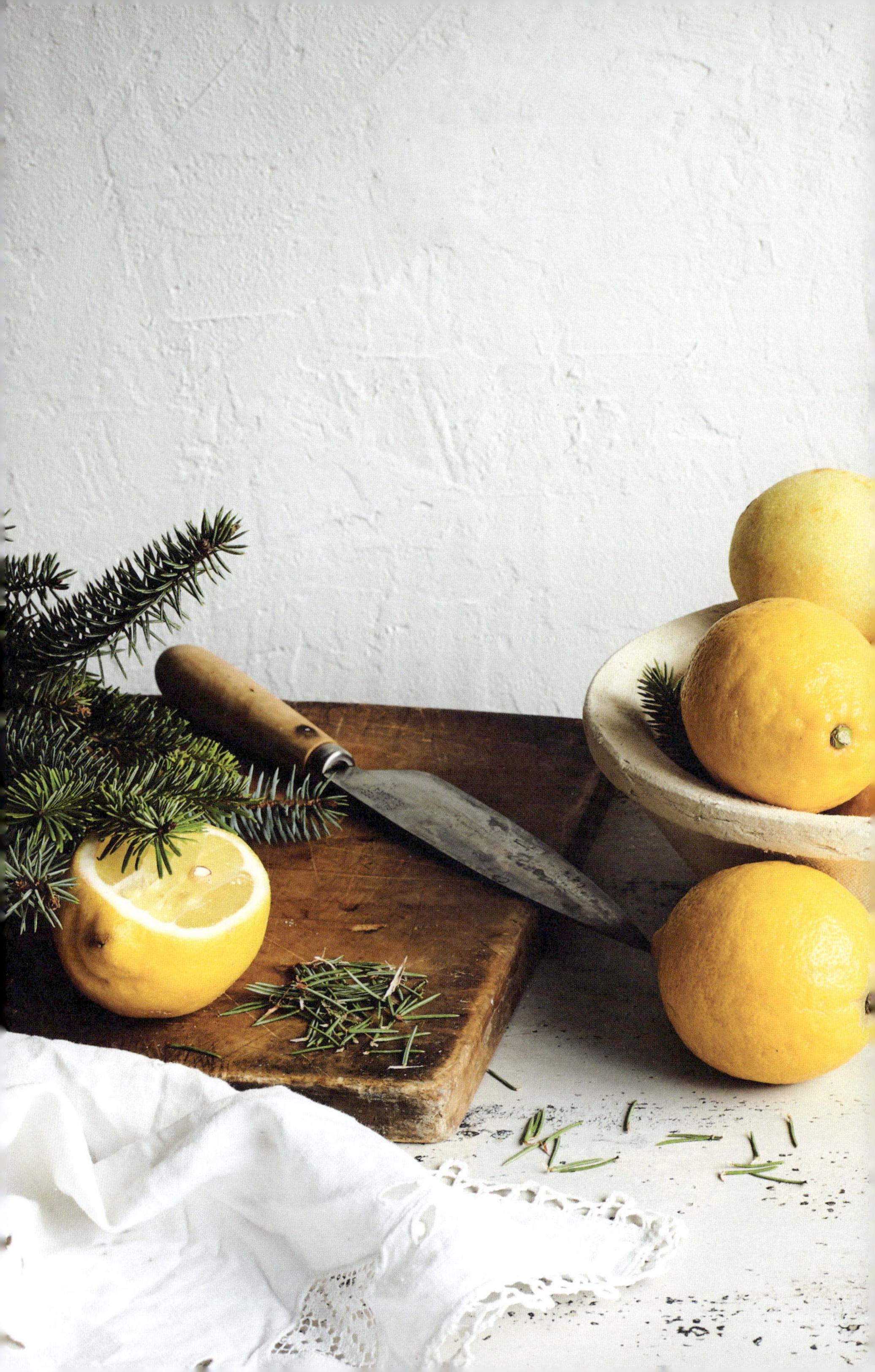

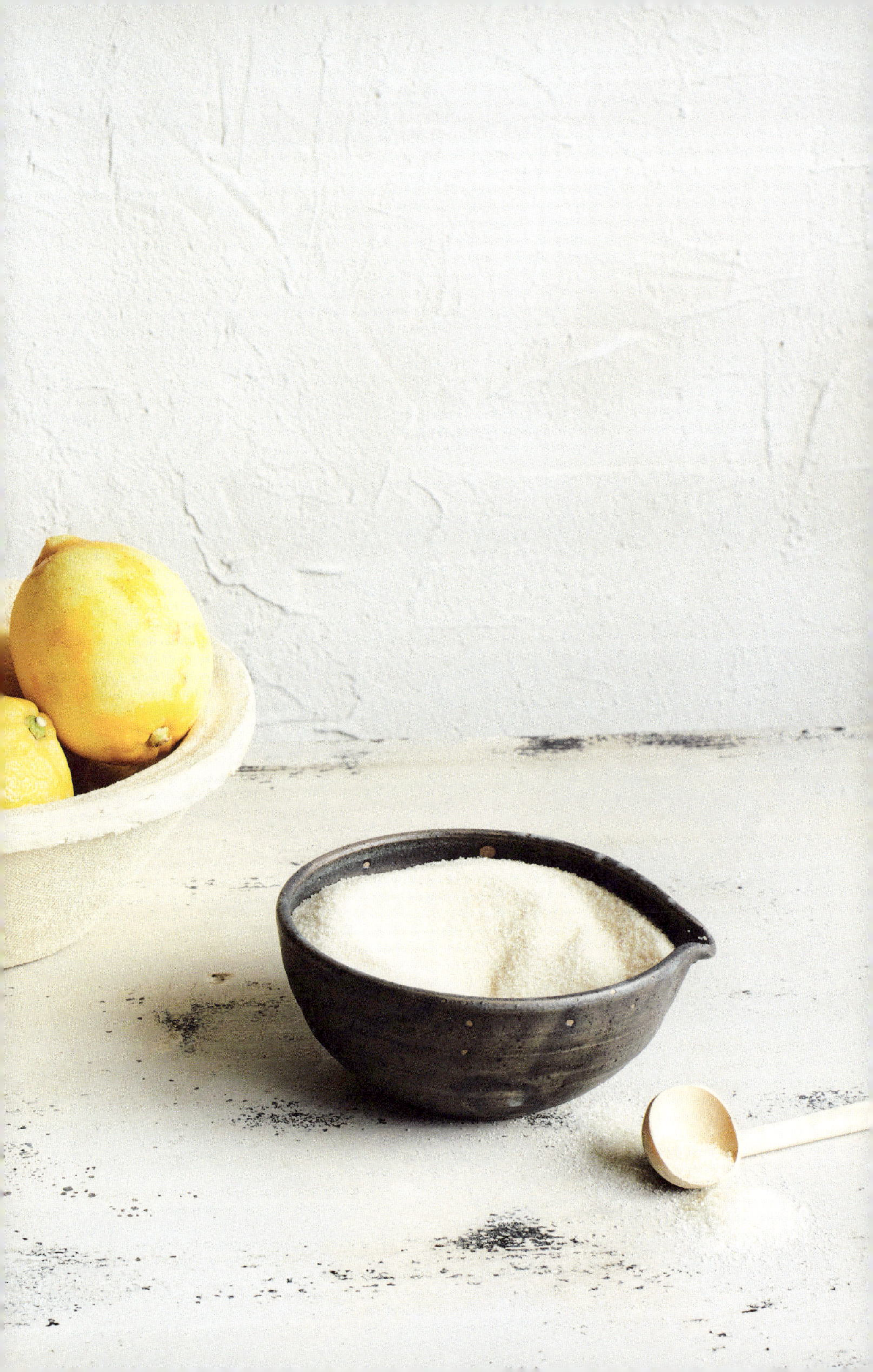

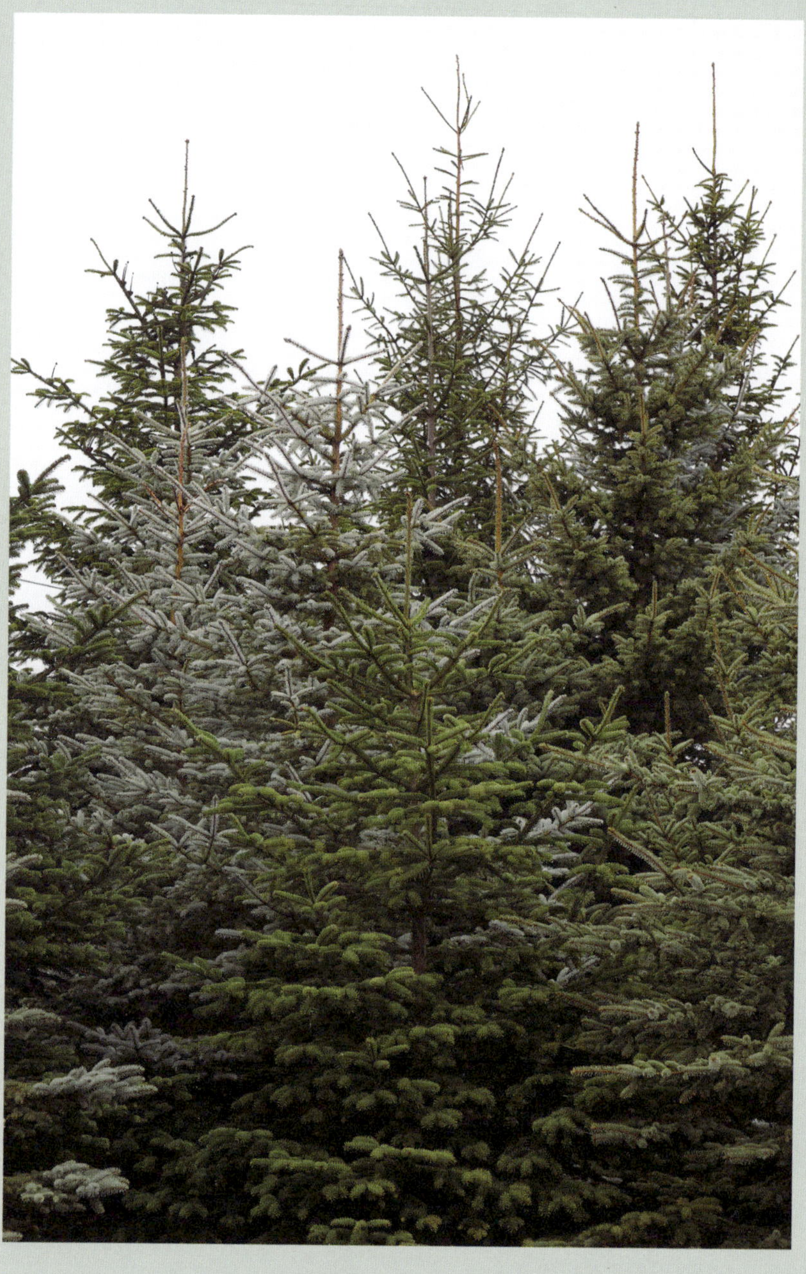

Papilles scandinaves

Par Amanda Skaar

Si vous imaginez les Scandinaves amoureux de la nature et du grand air, vous n'êtes pas loin de la vérité. Une étude menée par la professeure Fereshteh Ahmadi, de l'université de Gävle, révèle que la nature occupe une place centrale dans le système de croyance en Suède[1] – pour beaucoup de Suédois elle a remplacé la religion. Dans cette même étude, une enquête nationale réalisée auprès de 2 400 patients atteints de cancer et visant à connaître leur attitude face à la maladie révéla que 68 % d'entre eux s'étaient tournés vers la nature, et 14 % seulement vers l'Église ; révélant ainsi à quel point la société suédoise cherche dorénavant vers la nature en période de crise.

La Norvège, qui s'est placée tout en haut de l'indice du bonheur en 2017[2] et 2019, entretient également une relation particulière avec les grands espaces. Une enquête récente du quotidien norvégien *Dagsavisen*[3] a révélé que neuf Norvégiens sur dix s'intéressaient aux activités de plein air et que huit sur dix profitaient de leur environnement naturel pour marcher, courir, skier ou pratiquer toutes sortes de sports en extérieur.

Harvest, magazine norvégien spécialisé dans l'étude des relations de l'homme avec la nature, met souvent l'accent sur de telles expériences, et interviewe à travers tout le pays des individus qui ont retrouvé la paix en vivant dehors. La chercheuse norvégienne Åse Dragland a montré que le contact avec les espaces verts et les animaux est un besoin essentiel des Norvégiens, non seulement pour préserver leur santé mais également pour développer un sentiment d'appartenance et comprendre le sens de l'existence. Elle a en outre découvert que les enfants ayant vécu des expériences traumatisantes étaient mieux préparés à les surmonter s'ils habitaient dans un environnement plus rural ou plus vert. De la même façon, les enfants victimes de harcèlement, ballottés d'un endroit à un autre, ou ayant souffert d'une rupture familiale, trouvent du réconfort et de la stabilité dans la nature quand ils y ont facilement accès.

Si la Scandinavie devient une destination touristique de plus en plus appréciée, ce n'est pas seulement grâce à ses merveilles naturelles présentes depuis des millénaires, les innovations célébrant la nature à travers la nourriture, l'architecture et les expériences holistiques y sont aussi pour beaucoup. L'agence d'architecture norvégienne Snøhetta fut classée en 2019 parmi les entreprises les plus novatrices ; elle est souvent citée pour sa capacité à relier les humains à l'environnement : des cabanes de repos intégrées à la forêt dans l'enceinte d'un hôpital, des chambres d'hôtel nichées au sommet des arbres et, plus récemment, un restaurant sous l'eau sont quelques-uns des projets qu'elle a concrétisés en s'appuyant sur sa vision de la nature. Les chefs scandinaves continuent à être reconnus pour leur talent à travailler avec des produits locaux dans un environnement sec, froid et pas particulièrement varié. René Redzepi et Mads Refslund sont célèbres, par exemple, pour cuisiner avec des ingrédients tels que l'épicéa, la mousse et autres plantes natives qu'ils utilisent en salades, pickles, cocktails, sirops. Ce désir d'intégrer la nature dans son quotidien occupe à une plus petite échelle sa place dans la vie du Scandinave moyen.

Ma grand-mère, Maj-Britt, a toujours entretenu une relation profonde avec la nature qui l'entourait – quand elle était jeune, elle avait une boutique dans laquelle elle vendait les objets qu'elle fabriquait elle-même à partir de paille de seigle, des tissus et accessoires pour la maison créés par des artisans locaux, ainsi que les tableaux que peignait mon grand-père – des paysages de la Dalie, province où ils vivaient alors.

À cinquante ans, ma grand-mère commença à se servir de la forêt pour innover en cuisine. Elle avait déjà été influencée, dans les années 1950, par plusieurs séjours sur la Côte d'Azur pendant lesquels elle cuisinait pour mon grand-père et ses amis peintres qui passaient l'été à Salernes. S'inspirant de la cuisine française, où les ingrédients locaux, artisanaux sont souvent à l'honneur, Maj-Britt appliqua cette philosophie aux plats traditionnels de la Dalie, et devint bientôt une hôtesse renommée pour ses dîners. Ayant mis au point des recettes à partir de ce qu'elle trouvait au cours de ses explorations, et de sa parfaite connaissance des champignons, elle était capable de préparer des plats en un clin d'œil avec les ingrédients qui poussaient à portée de sa main : fraises sauvages, rhubarbe et fleurs de sureau constituaient les bases de ses desserts, tandis qu'un soupçon de cèpes et de chanterelles agrémentait invariablement ses plats savoureux. Il restait toujours dans son panier à champignons quelques branches d'épicéa et si, un jour, elle se sentait apathique, sans la moindre envie de se mettre en quête de nourriture, elle mâchait des bourgeons d'épicéa – vert anis, tendres, citronnés, fascinants. Elle en prit l'habitude : « Chaque printemps, quand je vais faire ma petite promenade en forêt derrière la maison, je cueille les jeunes pousses vert

« Chaque printemps, quand je vais faire ma promenade en forêt, je cueille les jeunes pousses d'épicéa et je les mâche... Ce sont peut-être ces pousses qui ont donné à mon corps le petit coup de pouce dont il avait besoin pour m'amener jusqu'à quatre-vingt-dix ans ! »

tendre d'épicéa, et je les mâche, juste pour leur bon goût. Je n'ai commencé à en manger que vers la cinquantaine, lorsque je suis venue habiter ici, à Flatebyn, et personne ne m'en avait vraiment parlé. Je savais juste que, comme certains champignons, ce n'était pas toxique, donc je pouvais essayer. J'ai toujours été curieuse de ces prétendus super-aliments qu'on peut trouver dans son propre jardin – ce sont peut-être ces pousses vertes qui ont donné à mon corps le petit coup de pouce dont il avait besoin pour m'amener jusqu'à quatre-vingt-dix ans cette année ? »

La branche suédoise de ma famille n'est pas la seule à avoir développé ce goût pour l'épicéa. Olav, mon cousin norvégien, exploite leur saveur fraîche et herbeuse dans sa cuisine. Après avoir hérité de Langsrud, la ferme familiale, il s'est intéressé très sérieusement à l'autosuffisance en augmentant le nombre de poules et de moutons sur la propriété, en replantant des cultures, en s'aventurant dans sa propre forêt pour y dénicher de nouvelles sources de nourriture. Tandis qu'il poursuivait la culture traditionnelle de ses arbres de Noël, Olav commença, un jour de printemps, à tester de nouvelles manières d'utiliser ses conifères et fut attiré par la beauté des bourgeons d'épicéa – tout comme ma grand-mère l'avait été dans une autre région de la Scandinavie. Après avoir tout lu sur les bienfaits de l'épicéa, il se mit à expérimenter des recettes et ne tarda pas à découvrir que sa fille, Alma, adorait le sirop d'épicéa, surtout sur ses crêpes du petit déjeuner ou sur les gaufres norvégiennes. « Ma femme et moi étions ravis de la voir avaler des cuillerées entières de sirop d'épicéa – on dit que c'est très efficace contre les rhumes ; jusqu'à maintenant, ça a l'air de fonctionner ! » Dans ces deux cas, les membres de ma famille ont été attirés par les épicéas, à deux générations d'écart ; et je suis sûre que beaucoup d'autres Scandinaves l'ont été au cours de leur vie. Avant que le christianisme ne devienne leur religion dominante, les Scandinaves comptaient parmi les plus grands adorateurs des arbres. Nous adorions les nombreux dieux représentés dans la nature. L'épicéa, en particulier, était une plante très respectée, considérée comme sacrée, et utilisée dans de nombreux rituels vikings et lapons. Ces deux histoires, dans ma propre famille, me poussent à me demander si cette compréhension innée des délices qu'on trouve dans la forêt, la mousse qui pousse sur le bois, les baies accrochées aux branches, les bourgeons vert vif qui s'épanouissent au printemps, vient de quelque connaissance profondément enracinée en nous. Peut-être avons-nous une mémoire physique de ces rituels, transmise à travers un brin d'ADN par des ancêtres qui, eux aussi, ont été séduits par la beauté de ces arbres résistants et de cette terre en apparence aride, mais généreuse.

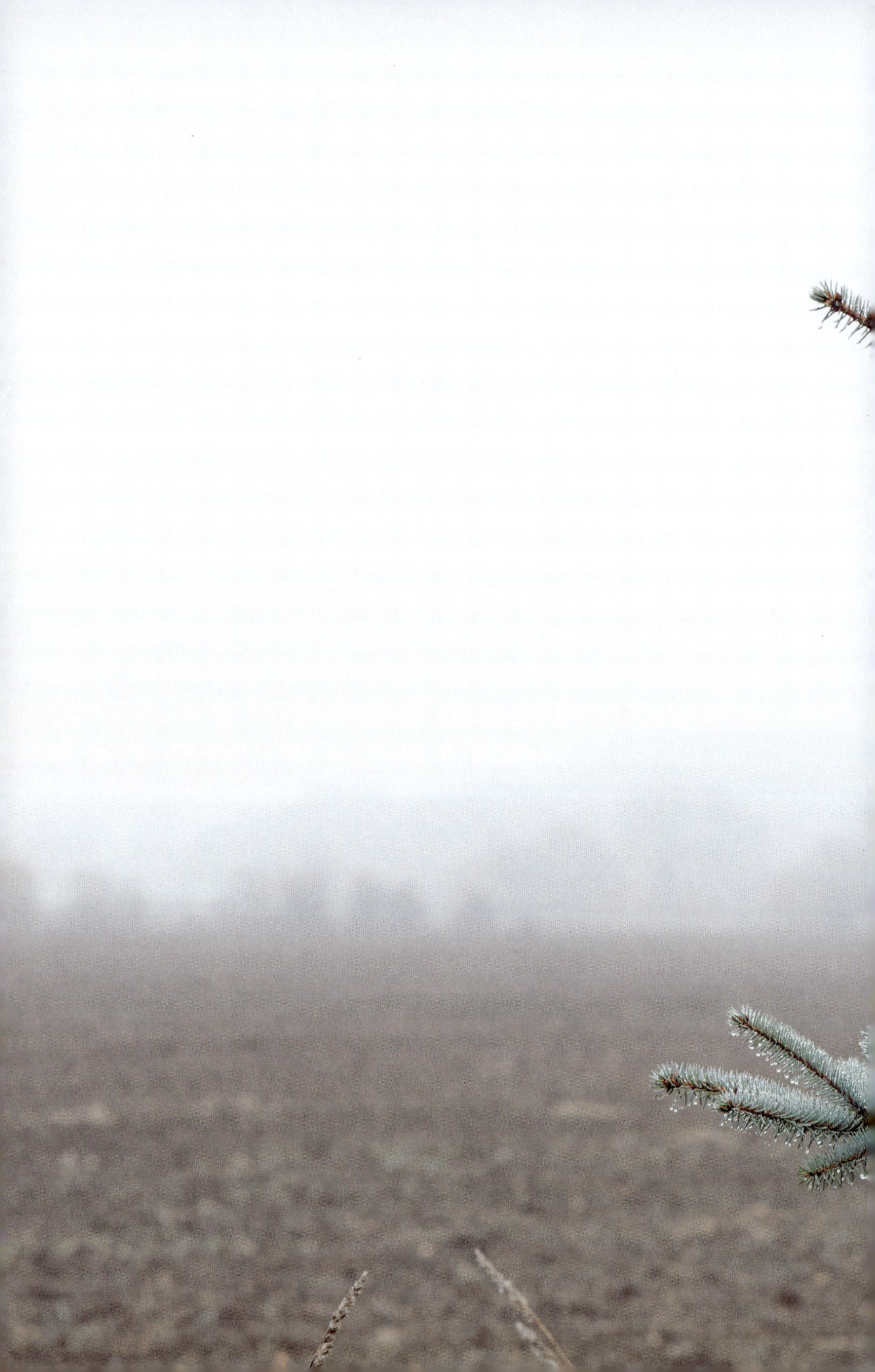

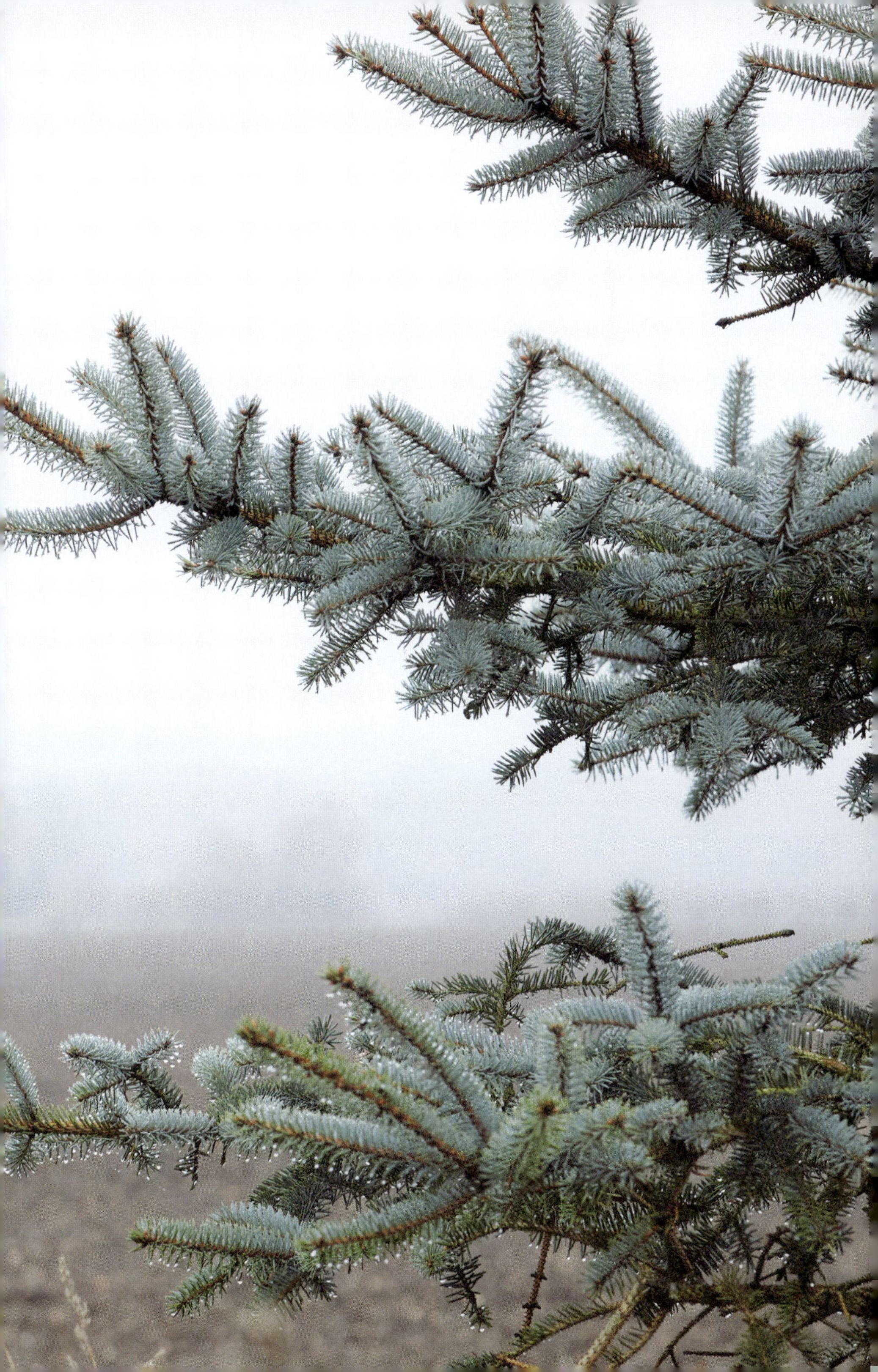

Où acheter un sapin de Noël comestible ?

Allemagne
bvwe.de

Autriche
weihnachtsbaum.at

Belgique
uap.be

Canada
canadianchristmastrees.ca

Czech Republic
vanocnistromek.cz

Danemark
christmastree.dk

Europe
The Christmas Tree Growers Council of Europe
ctgce.com

France
afsnn.fr

Grande-Bretagne
British Christmas Tree Growers Association
bctga.co.uk

Irelande
christmastreesireland.com

Norvège
norskjuletre.no

Pologne
orfo.pl

Portugal
Il est possible de louer des pins que les pompiers ont abattus pour prévenir les feux de forêt. Après Noël, les pompiers passent les reprendre pour les transformer en mulch destiné à l'agriculture.
https://www.facebook.com/pinheirobombeiro.pt

Suède
À Stockholm, les arbres sont recyclés et transformés en biochar utilisé par la ville pour son programme de plantation destiné à stabiliser les émissions de carbone.

Suisse
suisse-christbaum.ch

USA
National Christmas Tree Association
realchristmastrees.org

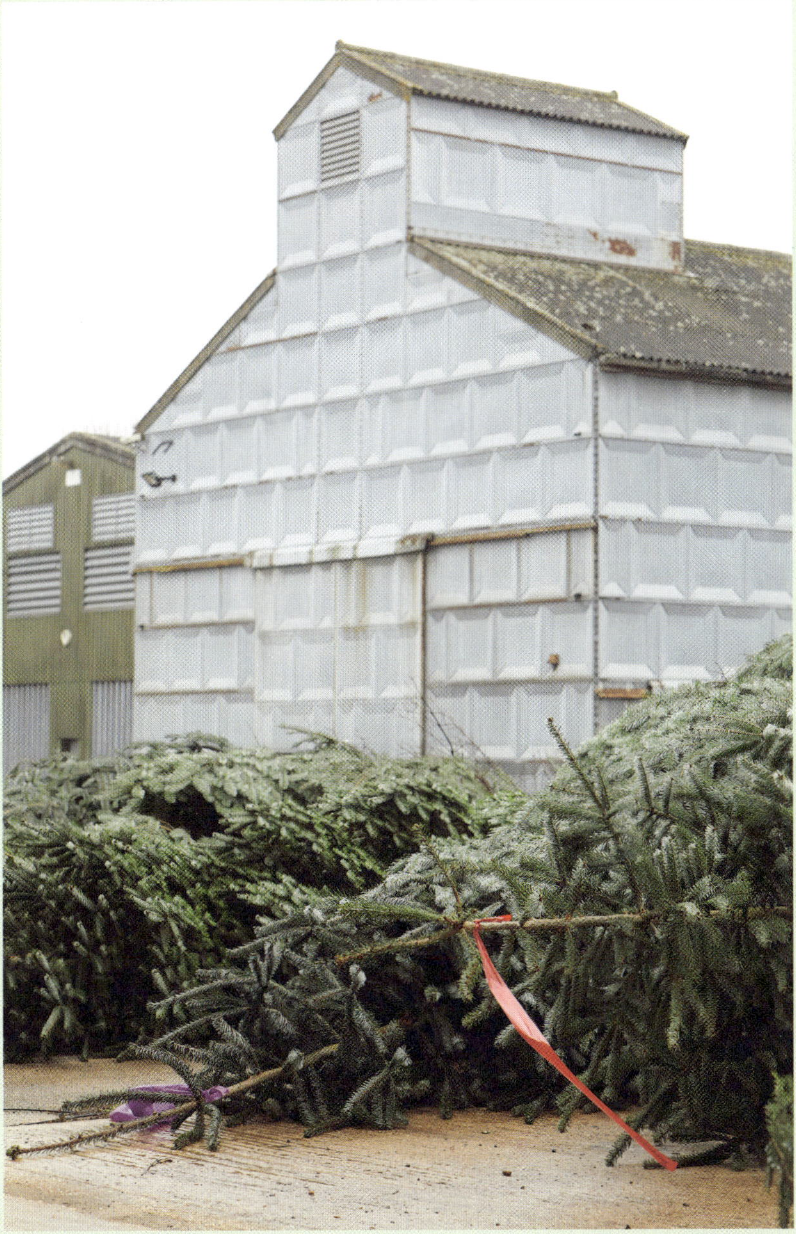

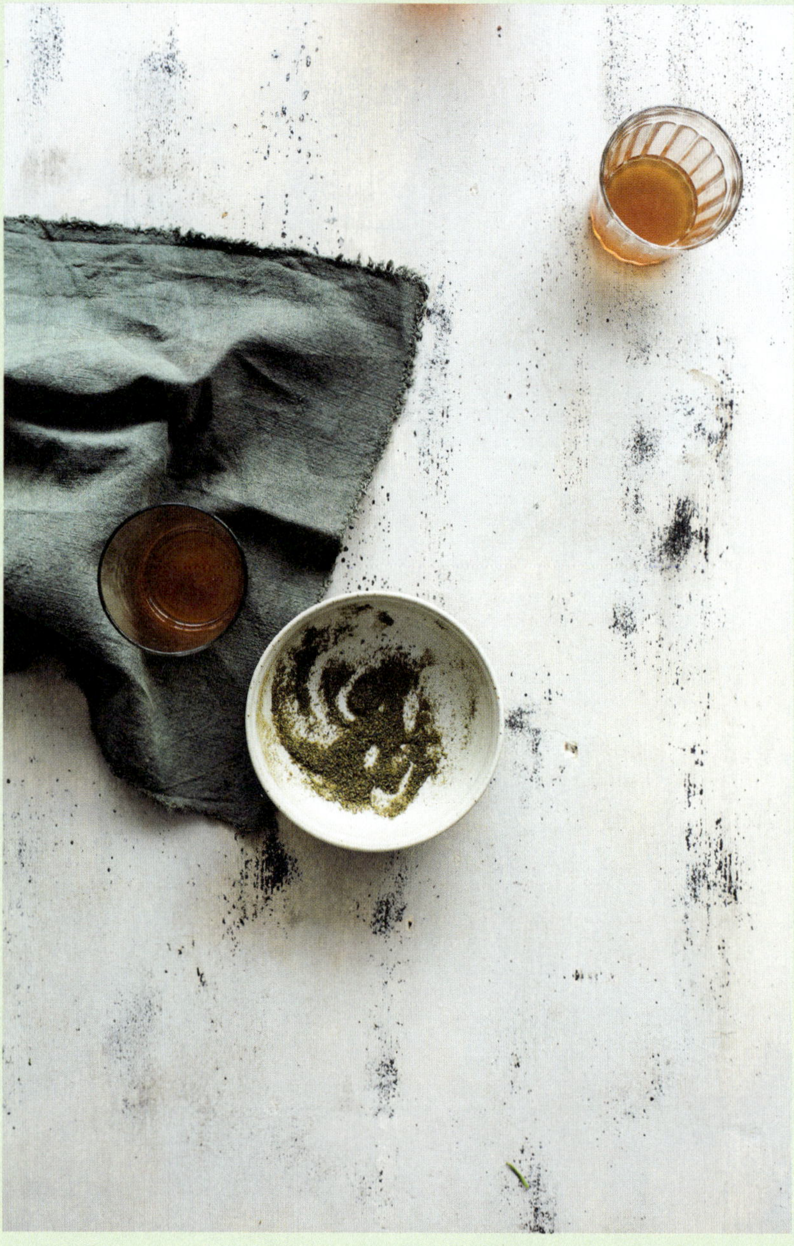

À propos de l'auteure

Julia Georgallis est pâtissière et designeuse industrielle diplômée du Royal College of Art en 2014. À ses yeux, la nourriture est une solution se conception, un outil éducatif et valorisant.

Suivez ce projet
Cherchez #howtoeatyourchristmastree sur Instagram.
Vous trouverez de plus amples informations sur : juliageorgallis.co.uk

Remerciements

À Lauren, pour avoir accepté de manger des arbres avec moi !
À tous les curieux qui ont rejoint mon *supper club* au fil des ans pour y déguster avec moi des sapins de Noël.
À Charlotte, ma pourvoyeuse en arbres.
À Richard Brendon London qui m'a prêté quelques-uns de ses superbes verres.
À toute l'équipe de Hardie Grant et à Sophie Yamamoto pour avoir embelli la maquette de cette nouvelle édition.
Et bien sûr aux arbres, pour leur goût délicieux.

Collaboratrices & intervenantes
Qui ont relu le livre en me disant ce qu'elles en pensaient : Isla Binnie, Nadia Demosthenous, Zoe Georgallis, Karolina Klermon Williams, Sim Pereira-Madder et Molly Feely.

« Le parfum du pin », par Julia Georgallis, photographies de Carmel King.

« Papilles scandinaves », par Amanda Skaar.
Moitié norvégienne, moitié suédoise, Amanda travaille actuellement à Dublin pour Google. Auparavant, elle s'occupait, pour la chambre de commerce internationale de Paris, de la politique et de la responsabilité sociétale des entreprises.

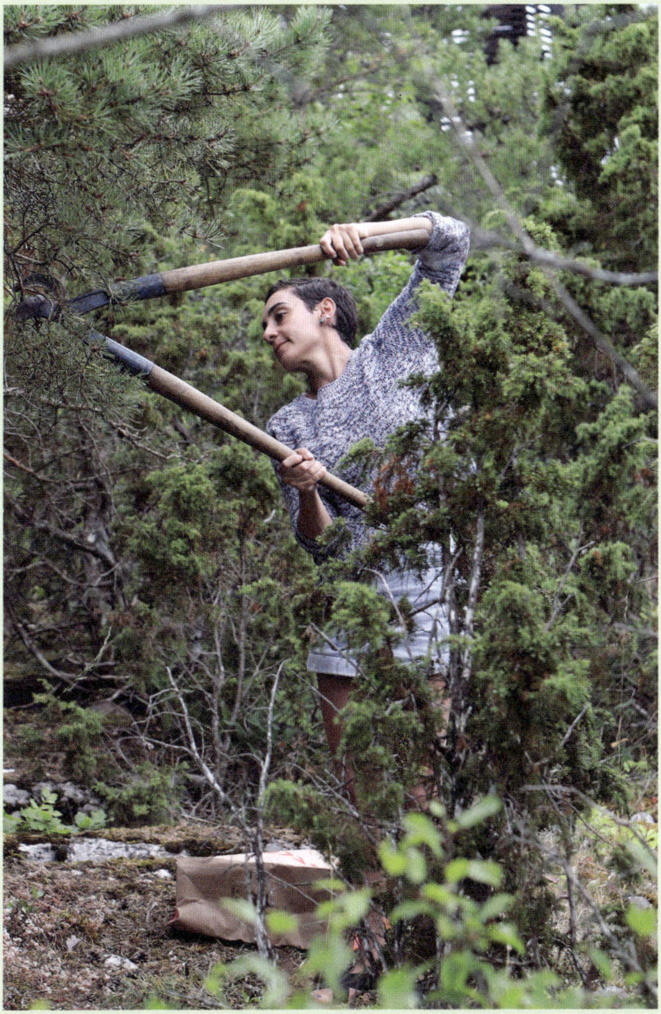

Notes

***Si on arrêtait de couper les sapins de Noël – traitement des statistiques, pages 24–25**

Il y a 3 000 milliards d'arbres dans le monde[1], dont 170 milliards sont menacés de destruction. On estime à 4, 8 millions le nombre d'arbres coupés chaque année pour Noël en France[2]. Ces arbres de Noël sont abattus en moyenne au bout de 5 à 10 ans de croissance. La durée de vie moyenne d'un arbre tourne autour de 400 ans ; or, au cours de sa vie[3], un arbre stocke approximativement 22 tonnes de dioxyde de carbone (CO_2) – 22 tonnes multipliées par 40 millions égale 880 millions de tonnes de CO_2 qui pourraient être stockées si on laissait sur pied l'équivalent d'une récolte annuelle de sapins de Noël. En 2019, les avions ont globalement produit à eux seuls 859 millions de tonnes de carbone[4]. Soit seulement 21 millions de tonnes de moins – autrement dit, nos sapins de Noël ont un potentiel de captage du CO_2 supérieur à une année d'émissions de carbone produites par les avions du monde entier. En France le transport routier génère 120 millions de CO_2[5]. Ce qui signifie que les 4 millions de sapins de Noël coupés chaque année en France ont un potentiel de captage de CO_2 équivalent à (à peu près) 30 % des émissions annuelles de carbone produites par toutes les voitures de France.

Introduction, pages 8-12

1. Wohlleben P., *The Hidden Life of Trees*, Harper Collins, 2017.

2. Bastin J., Finegold Y., Garcia C., Mollicone D., Rezende M., Routh D., Zohner C., Crowther T. W., « The global Tree restoration potential », *Science Journal*, vol. 365, 2019.

3. Young E., « Guts instincts: The secrets of your second brain », *New Scientist*, www.newscientist.com/article/mg21628951-900-gut-instincts-the-secrets-of-your-second-brain, 2012.

4. Bonneau A.-M., « Environmental Guilt Syndrome », https://zerowastechef.com/2019/02/14/how-to-cope-with-environmental-guilt-syndrome-egs, 2019.

Comment trouver le bon arbre à manger ?, page 141. Wendle J., « Gravity-Defying Villagers Risk Their Lives for Christmas Tree », *National Geographic*, https://www.nationalgeographic.com/news/2017/12/georgia-mountains-christmas-tree-harvesting-fair-trees-danger, 2017.

Le parfum du pin, pages 77-81
1. Wohlleben P., *The Hidden Life of Trees*, Harper Collins, 2017.
2. Lawless J., *Aromatherapy and the Mind*, Thorsons, 1994.
3. Idem.
4. Leslie Bricusse et Anthony Newley, *Feeling good*, écrit initialement en 1964 pour la comédie musicale *The Roar of the Greasepaint, The Smell of the Crowd*.
5. Lawless J., *Aromatherapy and the Mind*, Thorsons, 1994.
6. Idem.
7. Wohlleben P., *The Hidden Life of Trees*, Harper Collins, 2017.
8. Lawless J., *Aromatherapy and the Mind*, Thorsons, 1994.
9. Wohlleben P., *The Hidden Life of Trees*, Harper Collins, 2017.
10. Idem.
11. Lawless J., *Aromatherapy and the Mind*, Thorsons, 1994.
12. Patrick Süskind, *Le Parfum : Histoire d'un meurtrier*, Livre de Poche, 1988.

Papilles scandinaves, pages 121-123
1. Sjodin A., « Ny forskning: Naturen som en religion för svenskar », www.arbetarbladet.se/artikel/ny-forskning-naturen-som-en-religion-for-svenskar.
2. World Happiness Index, https://worldhappiness.report/ed/2017.
3. Sandberg T., « Nordmenn elsker friluftsliv », www.dagsavisen.no/innenriks/nordmennelskerfriluftsliv-1.474353

Si on arrêtait de couper les sapins de Noël - traitement des statistiques, page 129
1. The Trillion Tree Campaign, www.trilliontreecampaign.org
2. Sources : Association française du sapin de Noël.
3. Quick Trees Facts, www.realchristmastrees.org/dnn/Education/Quick-Tree-Facts
4. The Air Transport Action Group, www.atag.org
5. www.citepa.org

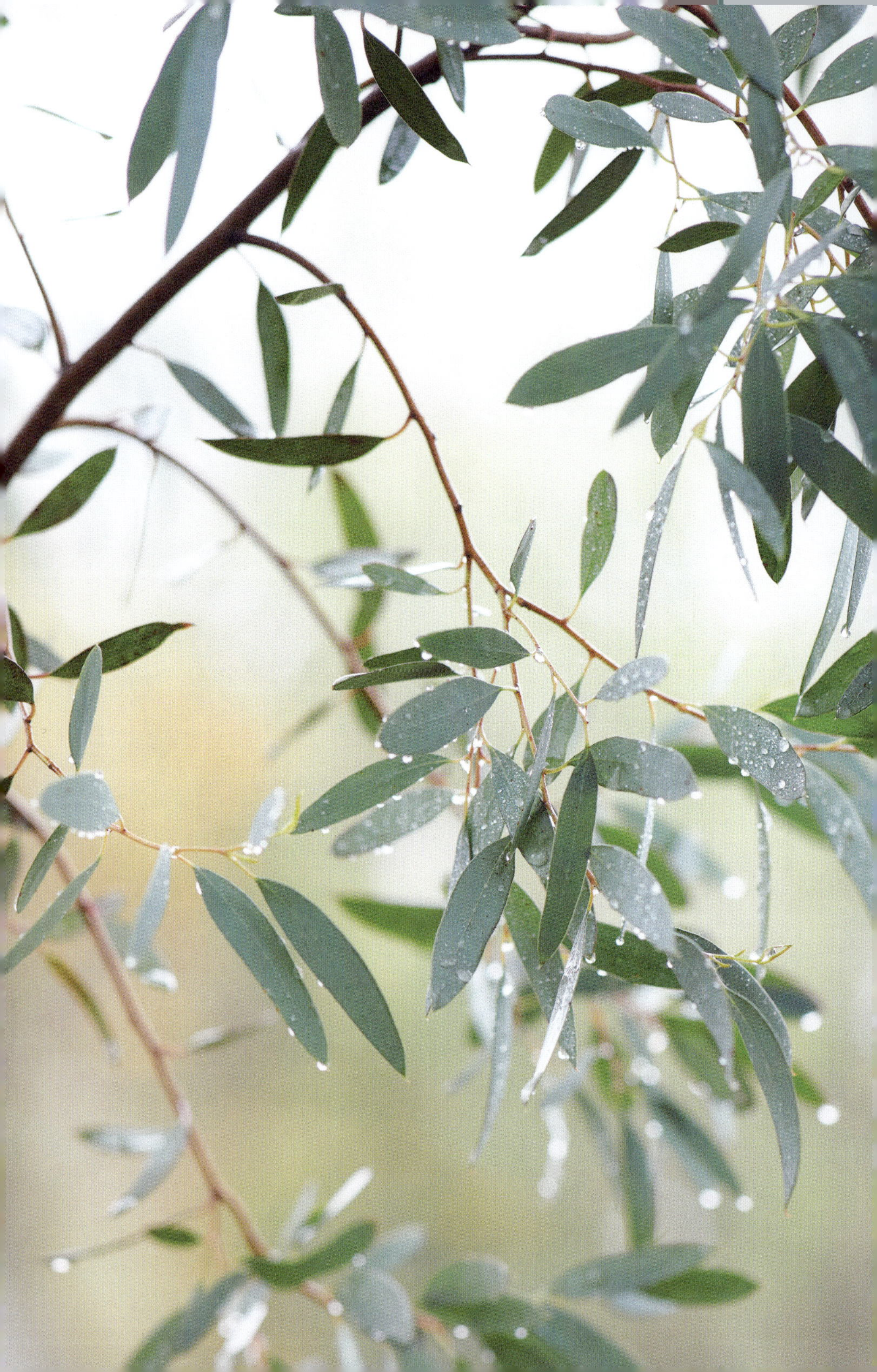

Index

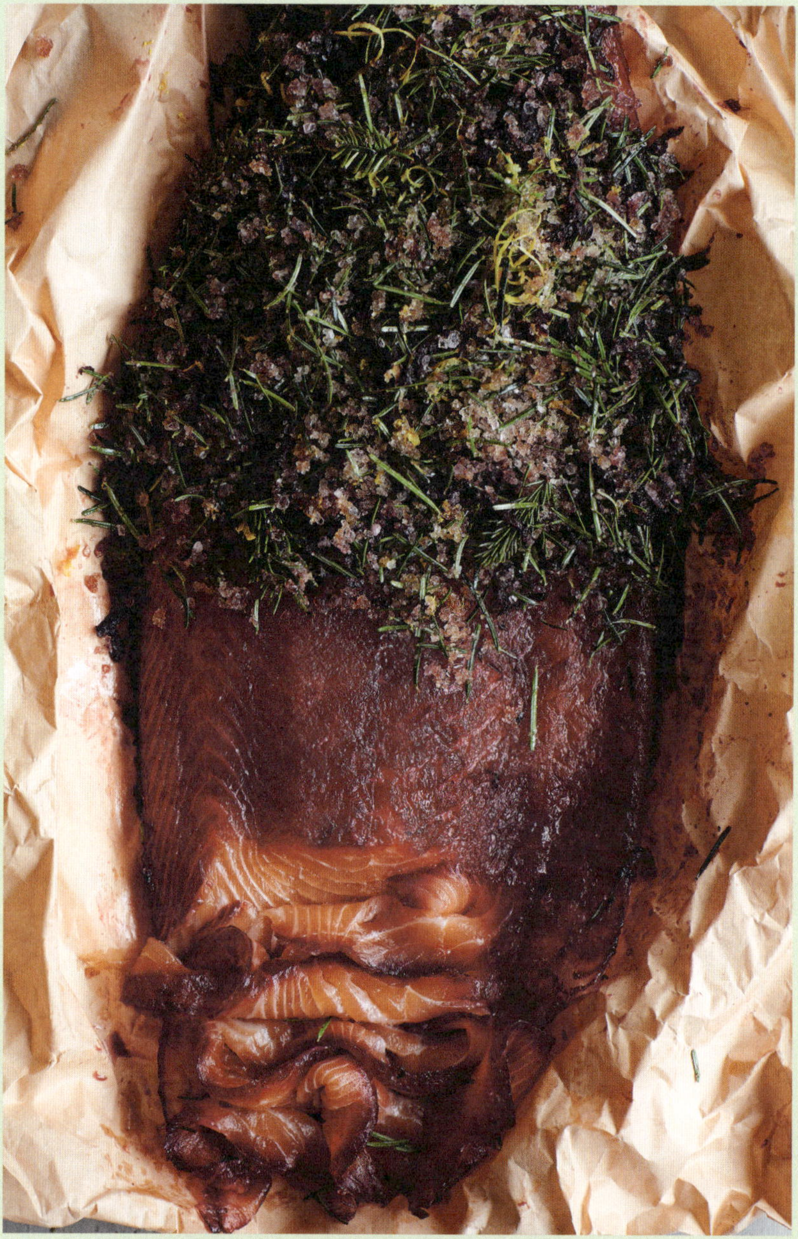

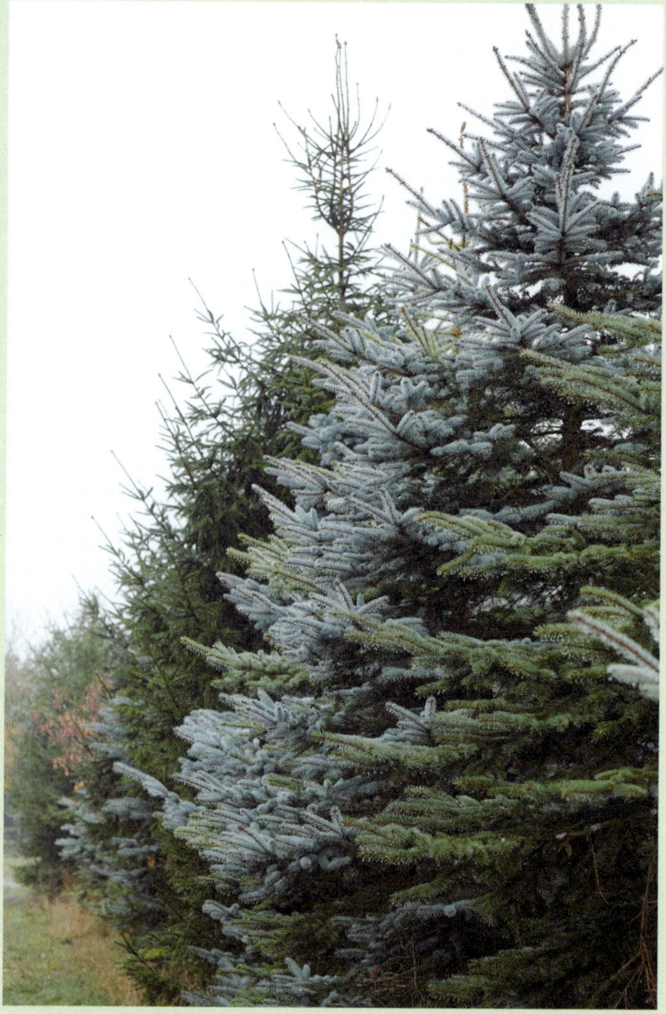

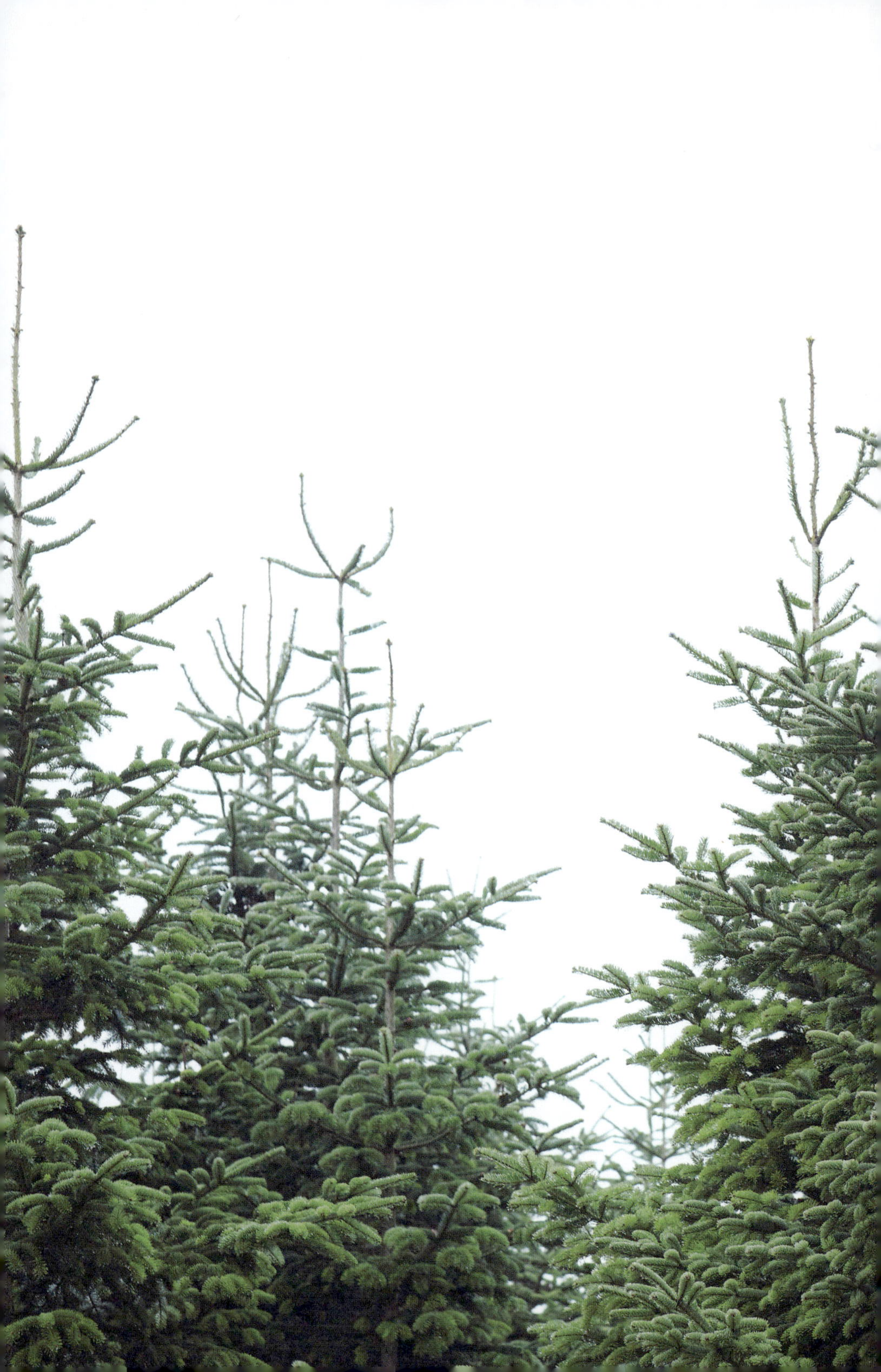

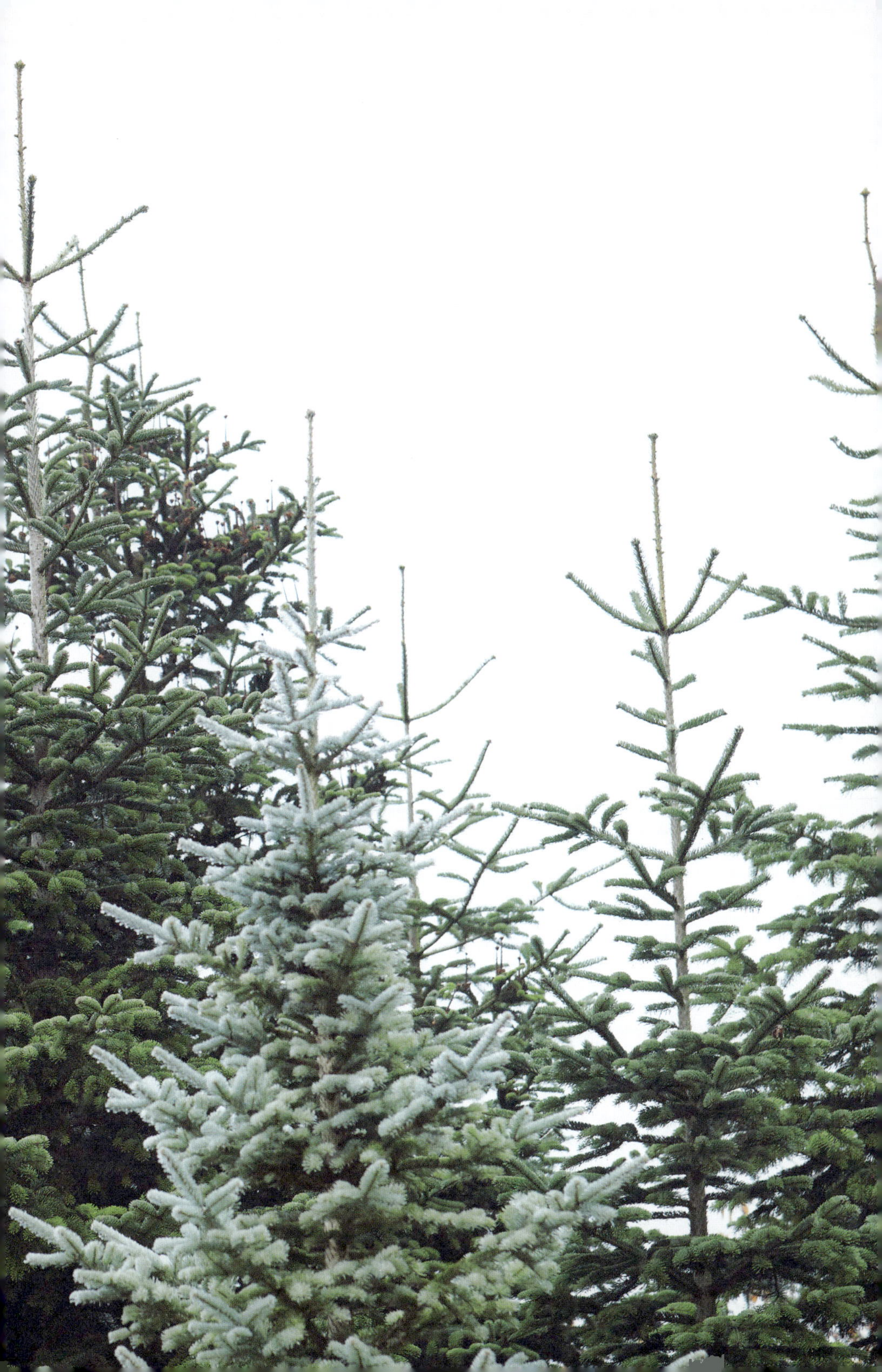

Titre original : *How To Eat Your Christmas Tree*
Première publication en auto-édition en 2019 par
Julie Georgallis.
Publié en 2020 par Hardie Grant Books,
une marque de Hardie Grant Publishing.
hardiegrantbooks.com

ISBN : 978-2-8126-2216-8
Dépôt légal : octobre 2021
Imprimé en Chine

FSC
www.fsc.org
MIX
Paper from
responsible sources
FSC™ C020056